BLASENENTZÜNDUNG

> **❻** Die ausführliche Beschreibung erläutert, wie die Mittel eingesetzt werden.

Solidago virgaurea D12 ist das Hauptmittel bei chronischen Nierenbeschwerden. Die Goldrute (Solidago) ist häufig im Blasen- und Nierentee enthalten. Die Symptome sind Druckgefühl und Schmerz im Bereich der Nierengegend, die möglicherweise als Rückenschmerz wahrgenommen werden, stark riechender und spärlicher Urin.

Cantharis D12 ist das Akutmittel bei Blasenentzündungen. Charakteristisch ist ein unerträglicher, ständiger Harndrang mit krampfartigen Schmerzen. Der Urin geht nur tröpfchenweise ab. Auch wenn die Blasenentzündung andere Erkrankungen wie Eierstockentzündung oder Nierenbeckenentzündung begleitet, ist Cantharis ein wichtiges Mittel. Auffällig ist, dass die Beschwerden durch Kaffee verschlimmert werden.

Dulcamara D12 ist dann das richtige Akutmittel, wenn die Blasenentzündung durch Kälte und Nässe ausgelöst wurde. Zum Beispiel bei einem Schwimmbadbesuch im Winter oder auch im Sommer, wenn man im nassen Badeanzug im Freibad sitzt und abkühlt, ist dies der Fall. Sitzen auf feuchtem, kühlem Stein im Spätsommer oder Herbst oder ein Arbeitsplatz in kühler, feuchter Umgebung führen zu häufigen Beschwerden. Auffällig sind der Wunsch nach Wärme und eine Besserung der Beschwerden durch Umhergehen. Schlimmer ist die Blasenreizung oder Blasenentzündung in der Nacht.

Nr. 3 Ferrum phosphoricum ist das wichtigste Mittel für beginnende Entzündungen. Die Beschwerden sind nicht sehr ausgeprägt, es liegt eher eine Blasenreizung vor. Die Zunge ist dabei rosa und ohne Belag. Andere Zeichen von Immunschwäche wie Zugempfindlichkeit, Erkältungsneigung oder Anämie sind häufig ebenfalls vorhanden.

Nr. 4 Kalium chloratum ist das Mittel für chronische Blasenentzündungen, wenn ein weißer Zungenbelag vorliegt. Kälte im Unterleib ist die Hauptursache für die Entzündung. Daher ist es wichtig, mit Nr. 4 Kalium chloratum den Körper langfristig zu stabilisieren.

Die Autorin

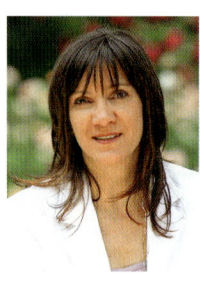

Karoline Dichtl ist gelernte Krankenschwester, seit 1994 Heilpraktikerin mit eigener Praxis in Stuttgart-Degerloch und absolvierte verschiedene Fortbildungen zu Homöopathie und Schüßler-Salzen. Sie hält zahlreiche Vorträge zu beiden Themen und schult Apothekenmitarbeiter für die direkte Beratung ihrer Kunden. Im Rahmen dieser Vorträge wurde ihr immer wieder dieselbe Frage gestellt: Was sind die Gemeinsamkeiten und Unterschiede der beiden Therapien? Und: Lassen sie sich kombinieren? In der eigenen Praxis behandelt Karoline Dichtl ihre Patienten bereits erfolgreich mit der Kombination aus Homöopathie und Schüßler-Salzen. Die anschaulichen Behandlungspläne, die auch Grundlage dieses Buches sind, haben sich dabei vielfach bewährt, um die Anwendung im Alltag zu erleichtern.

Karoline Dichtl

Schüßler-Salze und Homöopathie erfolgreich kombinieren

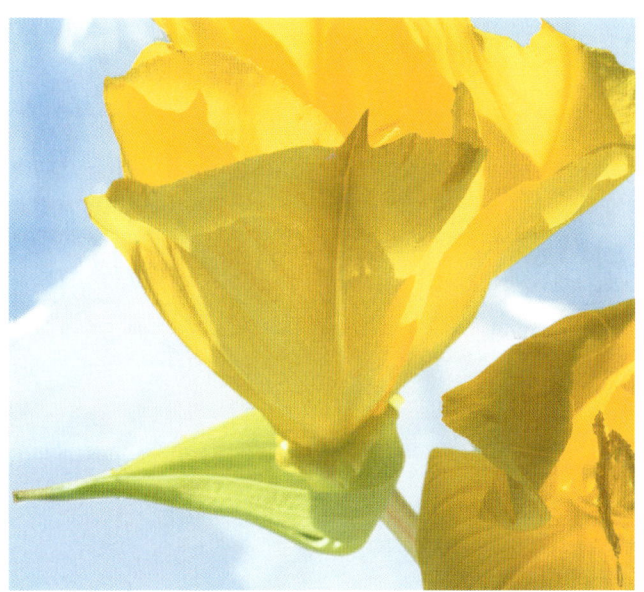

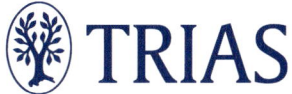

Inhalt

6 **Neues wagen**

9 *Theoretischer Teil*
10 **Wirkungsweise von Homöopathie und Schüßler-Therapie**
12 Gemeinsamkeiten von Homöopathie und Schüßler-Salzen
14 Unterschiede von Homöopathie und Schüßler-Therapie
17 Behandlungsdauer und Einnahme von homöopathischen Mitteln und Schüßler-Salzen
20 **Wie finde ich das richtige homöopathische Mittel?**
20 Ursachen für Beschwerden
23 Symptome – Beobachtung und Beurteilung
24 Modalitäten – letztendliche Entscheidungshilfen
25 Nahrungsmittel – Vorlieben und Unverträglichkeit als Hinweis zur Mittelauswahl
27 **Wie finde ich das richtige Schüßler-Salz?**
27 Antlitzzeichen
30 Nahrungsmittel – Verlangen oder Abneigung als Hinweise für Mangelzeichen
32 Special: Übersäuerung
34 Ergänzungssalze
36 **Kombination von Schüßler-Salzen und Homöopathie**
43 Auswirkungen und Wechselwirkungen auf herkömmliche Medikamente
45 Anwendung von mittleren und hohen Potenzen
48 Äußerliche Anwendung
50 Resonanz

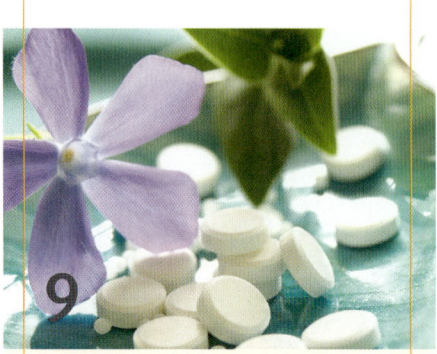

Schüßler-Salze und Homöopathie – passt das zusammen?
Sie haben sich schon gefragt, warum Sie nicht beide Methoden gleichzeitig anwenden können, sich aber nicht getraut, es auszuprobieren? Erfahren Sie hier erstmals, was Homöopathie und Schüßler-Salze eint und wie Sie beides gezielt kombinieren können.

53 *Praxisteil*
54 Special: Tipps und Hinweise für die sofortige Anwendung
56 AD(H)S
58 Akne
60 Allergie
62 Antibiotikumeinnahme
64 Arthrose
66 Bandscheibenprobleme
68 Blähungen
70 Blasenentzündung
72 Blasenschwäche

INHALT

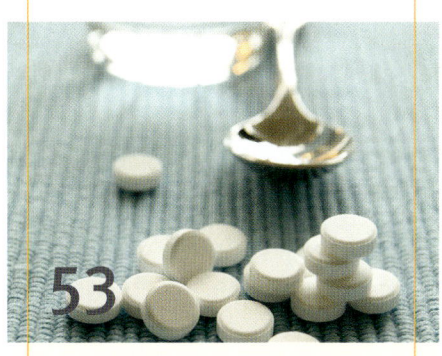

53

Ihr Behandlungsplan für die 50 häufigsten Beschwerden

Von Akne über Durchfall bis hin zu Kopfschmerzen finden Sie hier ein genaues Rezept für die 50 häufigsten Beschwerden. Die Anleitung auf der ersten Seite dieses Buches zeigt Ihnen, wie Sie die Behandlungspläne verwenden, wie Sie dosieren und was Sie sonst noch beachten sollten.

74 Bluthochdruck
76 Bronchitis
78 Cellulite
80 Erhöhte Cholesterinwerte
82 Diabetes mellitus
84 Durchfall
86 Erschöpfung
88 Entzündungen
90 Erkältungen
92 Gastritis
94 Haarausfall
96 Hexenschuss
98 Heuschnupfen
100 Impotenz
102 Kitzelhusten
104 Konzentrationsprobleme
106 Akuter Kopfschmerz
108 Chronischer Kopfschmerz
110 Krampfadern
112 Kummer
114 Leberbeschwerden
116 Magen-Darm-Grippe
118 Migräne
120 Nackenbeschwerden
122 Nebenhöhlenbeschwerden
124 Neurodermitis
126 Ödeme
128 Osteoporose
130 Psoriasis
132 Restless-legs-Syndrom
134 Rheumatische Erkrankungen
136 Schlafstörungen
138 Sehnenscheidenentzündung
140 Sodbrennen
142 Stress-Symptome
144 Tinnitus
146 Übergewicht
148 Übersäuerung
150 Unruhe
152 Verspannungen
154 Verstopfung

Neues wagen

Für den interessierten Leser gibt es ein breites Angebot an Büchern zum Thema Homöopathie und auch zu den Schüßler-Salzen. Sie beschreiben die Anwendungsprinzipien der einen oder der anderen Methode bei verschiedenen Erkrankungen. Was aber nun, wenn bei einer Erkrankung sowohl ein homöopathisches Mittel als auch ein Schüßler-Salz eingesetzt werden könnte? Wie kann man diese beiden Methoden kombinieren? Ist das überhaupt zweckmäßig und sinnvoll? Wenn ja: wie setzt man dann beide Methoden zusammen ein, um einen möglichst schnellen und andauernden Effekt zu erzielen? Was gilt es besonders zu beachten, wenn man beides kombiniert?

Diese Fragen werden mir häufig bei Vorträgen gestellt, sodass ich mich entschlossen habe, diesen Praxisleitfaden zu schreiben. Im vorliegenden Buch finden Sie eine kurz gehaltene theoretische Abhandlung, die Sie mit den Grundzügen beider Methoden vertraut machen soll. Der Schwerpunkt des Buches ist aber die praktische Anleitung zur Selbstbehandlung bei zahlreichen Beschwerden.

Neues wagen. Die für die Selbstbehandlung interessanten Beschwerden sind alphabetisch sortiert. Beide Methoden sind bei leichteren Erkrankungen und damit einhergehenden Beschwerden durch ihre Wirksamkeit absolute Favoriten. Immer, wenn Sie also nicht zum Arzt gehen würden, wie es z. B. nachts oft der Fall ist, oder wenn sie nach alten Hausmitteln greifen, dann können Sie sowohl Schüßler-Salze als auch homöopathische Mittel einsetzen. Sollten Sie unerwartet keinen Erfolg mit der Behandlung haben oder wenn sich akute Symptome durch die Einnahme der

> **TIPP**
>
> ### Schnellzugriff
>
> Falls Sie den Theorieteil überspringen möchten, finden Sie auf der ersten Seite dieses Buches eine Anleitung zum Schnellzugriff, um die Mittel sofort einsetzen zu können. Bitte lesen Sie sich auch die Tipps und Hinweise auf Seite 54 vor der Anwendung durch. Alle notwendigen Informationen zu Art und Dauer der Dosierung von homöopathischen Mitteln und Schüßler-Salzen sind dort in Kürze zusammengefasst. Ich wünsche Ihnen viel Erfolg mit der Kombination von homöopathischen Mitteln und Schüßler-Salzen und vor allem Gesundheit!

Neues wagen

homöopathischen Mittel oder der Schüßler-Salze nicht beeinflussen lassen, sollten Sie auf jeden Fall zum Arzt gehen.

wichtig

Die Empfehlungen in diesem Buch können keinen Arzt ersetzen und daher ist es notwendig, wirklich sorgfältig abzuwägen, ob eine Erkrankung möglicherweise Ursachen hat, die nach einer schulmedizinischen Behandlung verlangen. Die Naturheilkunde hat genauso ihre Grenzen wie die Schulmedizin. Erfreulicherweise entwickelt sich eine zunehmende Tendenz, Naturheilkunde und Schulmedizin zu vereinen.

Gemeinsam stark. Um Ihnen die Entscheidung, welche Mittel die passenden für Ihre Symptome sind, zu erleichtern, sind in diesem Ratgeber Homöopathie und Schüßler-Salze zum ersten Mal in einem Buch vereint worden, sodass Sie leicht und schnell mit der Kombination beider Methoden in die Praxis einsteigen können. Es ist eine besondere Stärke beider Behandlungsweisen, dass sie auch komplementär, also gegenseitig ergänzend, eingesetzt werden können. Belastungen des alltäglichen Lebens führen zu dem Bedürfnis, schnell wieder gesund und fit zu werden, daher ist eine Kombination naturheilkundlicher Methoden sinnvoll, um den Körper optimal zu unterstützen. Gerade die unterschiedlichen Ansätze des Heilimpulses der Homöopathie und des regulierenden Impulses der Schüßler-Salze können sich in besonderem Maße verstärken. Dieser Effekt kann auch genutzt werden, wenn Sie aus bestimmten Gründen eine schulmedizinische Behandlung durchlaufen müssen. In diesem Fall müssen Sie sich nicht zwischen Schulmedizin und Naturheilkunde entscheiden, sondern können ebenfalls beides zur Genesung einsetzen.

Falls Sie schon einige Erfahrungen mit Homöopathie oder Schüßler-Salzen gesammelt haben, können die Behandlungsbeispiele neue Impulse geben. Auf der anderen Seite sind die Mittelkombinationen so zusammengesetzt, dass sie auch von Anfängern leicht umgesetzt werden können. Um das Buch zu Ihrem persönlichen Ratgeber zu machen, wurde auf jeder Indikationenseite noch ausreichend Platz für eigene Notizen und die Dokumentation Ihrer Erfahrungen gelassen.

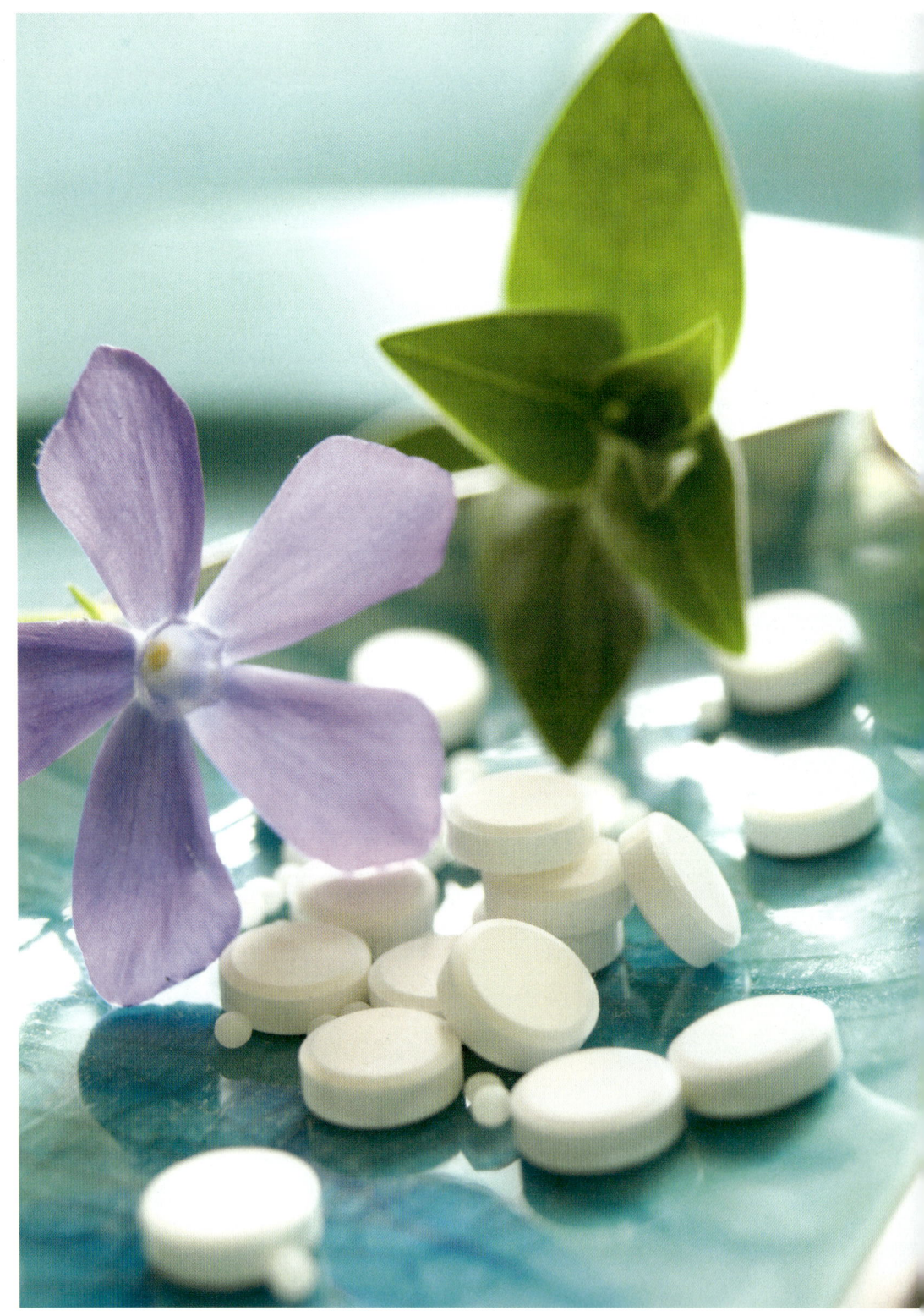

Theoretischer Teil

Im folgenden Theorieteil möchte ich Sie in die faszinierende Welt der Therapie mit Homöopathie und Schüßler-Salzen einführen. Zunächst gilt es, die Unterschiede und Gemeinsamkeiten beider Therapiemethoden kennenzulernen. Anschließend möchte ich Sie auf die richtige Art der Mittelfindung bringen, sowohl für homöopathische Mittel als auch für die Schüßler-Salze sowie die richtige Kombination der beiden Methoden.

THEORETISCHER TEIL

Wirkungsweise von Homöopathie und Schüßler-Therapie

Samuel Hahnemann (1755–1843) hat im Jahr 1790 die Grundlagen für die Homöopathie gelegt, indem er einen Selbstversuch mit Chinarinde durchführte. Er war damals schon ein erfolgreicher, renommierter, aber auch kritischer Arzt.

Selbstversuch. So wie heute noch pharmakologische Substanzen und Heilmittel an gesunden Probanden getestet werden, hat auch Hahnemann Selbstversuche in gesundem Zustand durchgeführt. Allerdings handelte es sich dabei um Vorstufen seiner später entwickelten homöopathischen Behandlung.

Anhand sorgfältiger Beobachtungen entdeckte er dabei eine unbekannte Wirkungsweise, die in der Medizin so bisher nicht beschrieben worden war. Damals wurden die meisten Heilpflanzen und Heilstoffe als Sud, Dekokt (Tee) oder als alkoholischer Auszug verabreicht. Dabei lösten sie oft unangenehme Nebenwirkungen aus. Hahnemann stellte fest, dass durch Verdünnung und Verreibung stark wirksame Substanzen wie giftige Pflanzenbestandteile oder Rinden in ihrer Wirksamkeit erhöht und zugleich in ihrer Unverträglichkeit gemildert werden können. Deshalb ist der wesentliche Aspekt der Homöopathie das »Verdünnen« und »Verreiben« oder »Verschütteln« einer Ausgangssubstanz in einem genau definierten Prozess.

Potenzieren. Hahnemann nannte diesen Vorgang »potenzieren«, denn durch dieses Vorgehen gewinnt die Ursprungssubstanz eine ganz eigene Kraft. Diese »potentia« soll dem Körper im Genesungsprozess helfen. Die Ausgangssubstanz wird dabei jeweils 1:100 (C-Potenzen von »centesimal« = 100) oder 1:10 (D-Potenzen von »dezimal« = 10) verdünnt und zwischen den Verdünnungsschritten jeweils zehn Mal verschüttelt oder verrieben. Es ist also ein sehr intensiver Prozess, der im optimalen Fall von Hand und nicht maschinell ausgeführt wird. Neben den D- und C-Potenzen gibt es noch Q- und LM-Potenzen, die jedoch nur von ausgebildeten Therapeuten verordnet werden.

Ähnlichkeitsprinzip. Als Form der Einnahme hat Hahnemann selbst die Zuckerkügelchen (Globuli) entwickelt, weil er nach einer Möglichkeit suchte, seine Arzneistoffe sehr präzise dosieren zu können. Er verabreichte seine Medizin nach dem »Ähnlichkeitsprinzip«, das bedeutet, dass die Symptome, die durch den Einsatz der Globuli beim Gesunden ausgelöst wurden, eine Krankheit behandeln können.

Wirkungsweise von Homöopathie und Schüssler-Therapie

Daher nannte er seine Methode auch »Homöopathie«, was aus den griechischen Silben »homoios« (Ähnliches) und »pathos«(Leiden) abgeleitet ist. Wenn also durch ein Mittel Bauchschmerzen oder ein Hautausschlag hervorgerufen werden konnte, dann war dieses Mittel nach Hahnemanns Ansicht wirksam, um eben jene Krankheit verschwinden zu lassen.

In der Schulmedizin wird mit einer Gegentherapie behandelt. Das heißt, es werden Substanzen eingesetzt, die gegen eine Krankheit sind und dies findet sich auch im Namen der Medizin, wie z.B. Antiphlogistika, Antihistaminika oder Antirheumatika wieder.

Erstverschlimmerung. Bei der praktischen Arbeit mit seinen Globuli entdeckte Hahnemann die sog. Erstverschlimmerung. Er stellte fest, dass eine Erkrankung für einige Zeit schlimmer wurde, bevor sie verschwinden konnte. Sie ist aber ein Phänomen der mittleren (ab C30) und hohen Potenzen (ab C200) und tritt bei den niederen Potenzen nicht auf, wenn sie wie angegeben eingenommen werden. Daher wird für die Hausapotheke die tiefe Potenz D6 oder D12 empfohlen.

Schüßler-Therapie. Dr. W. Schüßler (1821–1898) arbeitete ca. 60 Jahre nach der Entdeckung der Homöopathie als Arzt in Oldenburg. Die Auswahl der homöopathischen Mittel zur Behandlung erschien ihm sehr zeitaufwändig und mühsam zu sein. Er suchte nach einer einfachen und unkomplizierten Behandlungsmöglichkeit und entwickelte die Therapie mit Mineralsalzen, die später »Schüßler-Salze« genannt wurden. Die zwölf Schüßler-Salze sind kein Salz im umgangssprachlichen Sinne, sondern Mineralstoffe, d.h. anorganische Nährstoffe, die früher als Salze bezeichnet wurden.

Schüßler begrenzte seine Auswahl auf Mineralstoffe, die alle natürlicherweise im Körper vorkommen, da er von einer Mangelsituation im Körper ausging.

BEISPIEL
»Gut Ding braucht Weile«

Denken Sie einmal an einen guten Kuchen: Glauben Sie, dass es ein Unterschied ist, ob der Kuchen von Hand (und mit Liebe!) gebacken ist oder ob ein maschineller Prozess den Kuchen hergestellt hat?
Oder nehmen Sie die Politur eines Autos: Es ist ein Prozess, der einige Zeit in Anspruch nimmt, das Poliermittel einzuarbeiten. Je mehr Zeit Sie darauf verwenden, desto besser ist das Ergebnis.

Gemeinsamkeiten von Homöopathie und Schüßler-Salzen

Beide Methoden entstanden in einer Zeit, als die Medizin noch ein robustes Naturell von den Patienten verlangte, um die rabiaten Behandlungsmethoden zu überstehen. Aderlass, Erbrechen oder die Ausleitung durch das Abführen waren massive Behandlungsmethoden. Und in der Pflanzenheilkunde wurde oft mit giftigen Stoffen gearbeitet, was nicht selten den Tod des Patienten bedeutete.

In dieser Zeit machte sich Hahnemann auf die Suche nach sanften Behandlungsmöglichkeiten. Er entdeckte die Potenzierung, also das Verdünnen und Verreiben der pflanzlichen, mineralischen oder tierischen Ausgangssubstanz und stellte fest, dass die schädlichen Wirkungen ausgeschlossen werden konnten, während die heilende Wirkung erhalten blieb.

Potenzierungsverfahren. Dieses Potenzierungsverfahren hat Schüßler in seiner Therapieform übernommen. Allerdings begründete er es damit, dass der Körper die potenzierte, körpereigene Substanz leichter verarbeiten und somit schneller genesen kann. Am Beispiel von Nr. 3 Ferrum phosphoricum bestätigt sich Schüßlers Theorie: Viele Menschen müssen Eisen wegen einer Mangelsituation einnehmen. Allerdings führen Medikamente häufig zu Beschwerden wie Verstopfung, Magenbeschwerden oder auch Durchfall. Daran kann man erkennen, dass die kranke, geschwächte Zelle mit der Aufnahme der für sie wichtigen Substanz überfordert ist. Kombiniert man die Einnahme mit dem Schüßler-Salz Nr. 3 können zum einen die Nebenwirkungen verschwinden, zum anderen wird die Eisenaufnahme verbessert. Da Eisen ein für den Körper schwer zu verarbeitender Mineralstoff ist, hat Schüßler die Potenzierung in der D12 empfohlen.

Es sind also beide Arten von Behandlungsmitteln potenziert und werden nach dem Homöopathischen Arzneibuch (HAB) nach einem standardisierten Verfahren hergestellt.

Der Mensch als Einheit. Hahnemann und Schüßler war gemeinsam, dass sie von einem starken Forscherdrang geleitet wurden und ihr medizinisches Wissen für neue Erkenntnisse einsetzten. Sie hatten beide keine Scheu, medizinische Überzeugungen kritisch zu betrachten und herkömmliche Therapiemethoden in Frage zu stellen.

Beide Therapiemethoden betrachten die gesamte Einheit des Menschen, also Körper, Geist (Gehirn) und Seele, um den Ursprung einer Krankheit zu erklären und zu kurieren. Deshalb wirkt eine Behandlung immer auf mehreren Ebenen gleichzeitig. Zum Beispiel wird eine Behandlung von starken körperlichen Beschwerden, die mit Schmerzen einhergehen, immer auch die Seele entlasten. Wenn der

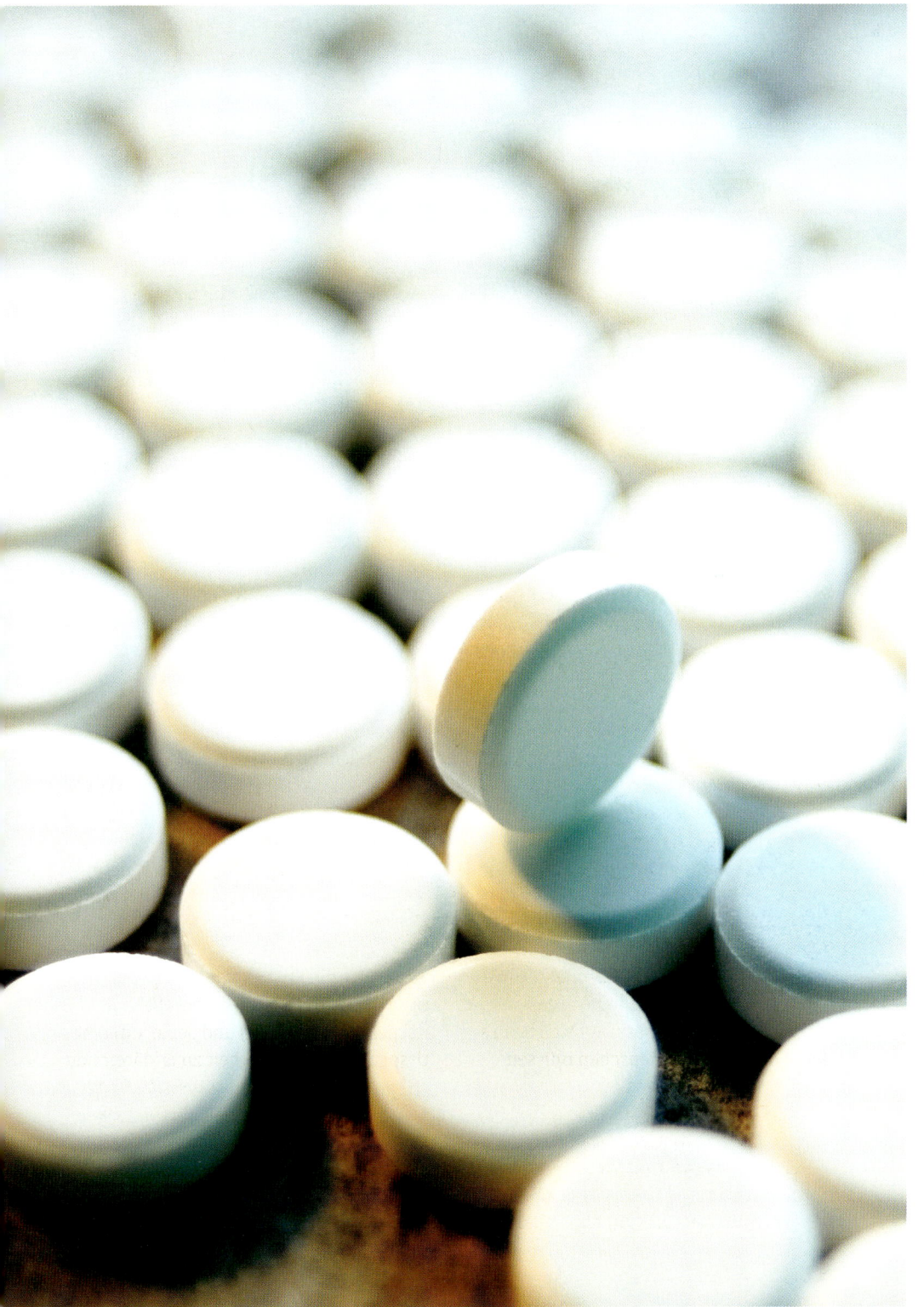

Schmerz gelindert ist, bessert sich auch die Stimmung. Im Prinzip könnte man von einer psychosomatischen Wirkung der homöopathischen Arzneimittel und der Schüßler-Salze gleichermaßen sprechen.

Dabei ist die Wirkung auf der seelischen Ebene stärker beim Einsatz homöopathischer Mittel zu beobachten. Bei der Homöopathie werden seelische Ereignisse oder Emotionen auch als eigene krankheitsauslösende Faktoren betrachtet. Bei der Schüßler-Therapie ist der seelische Aspekt, wie z. B. Gereiztheit oder Erschöpfung, aufgrund einer Mangelsituation entstanden und wird durch die körperliche Regeneration überwunden. Es erfolgt keine direkte Wirkung der Schüßler-Salze auf die Seele.

Keine Nebenwirkungen. Sowohl bei den homöopathischen Mitteln als auch bei den Schüßler-Salzen gibt es keine unliebsamen Nebenwirkungen. Entweder reagiert der Körper nicht auf den Impuls oder er scheidet ein Mittel, das er nicht braucht, einfach über den natürlichen Stoffwechsel wieder aus. Aufgrund dieser »Selbstregulation« des Körpers sind beide Methoden auch für kleine Kinder und schwangere oder stillende Frauen sehr geeignet.

Selbstbehandlung möglich. Ebenso ist es beiden Therapiemethoden gemeinsam, dass sie einerseits für die Selbstbehandlung mit der Hausapotheke geeignet sind, in manchen Fällen aber doch eine Begleitung und Behandlung durch einen erfahrenen Therapeuten erforderlich ist. Es gibt eine breite Palette von homöopathischen Mitteln, die eine sorgfältige Anamnese erfordern, bevor das richtige Mittel gefunden wird. Man spricht dann von klassischer Homöopathie, weil Regeln befolgt werden müssen, die Hahnemann für die Arbeit eines Therapeuten sehr genau vorgegeben hat. Das Einsatzgebiet der klassischen Homöopathie sind insbesondere chronische Krankheiten und die Begleitung von schweren oder komplexen Beschwerden. In diesem Buch finden hauptsächlich die bewährten Indikationsmittel für alltägliche Beschwerden oder einfache Erkrankungen zur Selbstbehandlung Anwendung. Dies gehört zum Feld der sog. klinischen Homöopathie.

Bewiesene Wirksamkeit. Eine weitere erfreuliche Gemeinsamkeit ist, dass es immer mehr Studien und wissenschaftliche Überprüfungen der Wirksamkeit sowohl der Homöopathie als auch der Schüßler-Therapie gibt, die beweisen, dass es wirksame Behandlungsmethoden sind.

Unterschiede von Homöopathie und Schüßler-Therapie

Ein grundsätzlicher Unterschied zwischen beiden Behandlungsmethoden ist, dass die Homöopathie mittels der Arzneistoffe einen Heilungsimpuls, einen Reiz gibt, der den Körper zur Selbstheilung anregt. Es wird nicht wirklich eine materielle Substanz in den Körper hineingegeben, sondern eine Information. Daher ist es wichtig, für eine spezielle Krankheit auch das speziell passende Mittel zu finden.

Ausgangssubstanzen. Bei der Schüßler-Therapie kommen nur Substanzen zum Einsatz, die sich natürlicherweise (physiologisch) in unserem Körper befinden: z. B. Calcium, Magnesium, Kalium oder Natrium. Dabei erhöht die Potenzierung das Wirkspektrum der physiologischen Substanz. Allerdings reicht hierzu die Aufbereitung bis zur 12. Potenz (D12).

Bei homöopathischen Mitteln werden meistens Substanzen verwendet, die nicht in unserem Körper vorkommen. Pflanzliche Ausgangssubstanzen wie Arnika oder Baumrinde, giftige Ausgangssubstanzen wie Arsen oder Quecksilber, die durch den Prozess der Verdünnung ungiftig und trotzdem hochwirksam werden oder auch tierische Substanzen, wie z. B. die Honigbiene, aus der das Mittel Apis mellifica hergestellt wird.

Bei der Homöopathie führt die Potenzierung zur Umwandlung oft giftiger oder unverträglicher Substanzen zum Heilmittel. Es werden niedrige (z. B. D6 oder D12), mittlere (C30) und hohe Potenzen (z. B. C200 und höher) hergestellt. Die unterschiedlichen Potenzen führen zu unterschiedlichen Dosierungsschemata. So werden niedrige Potenzen öfter am Tag eingenommen, während mittlere und höhere Potenzen selten oder manchmal so-

> ## BEISPIEL
> ### Die richtige Frequenz
> Vielleicht erinnern Sie sich noch an den Physikunterricht und das Experiment mit den Stimmgabeln? In jeder Ecke eines Raumes wird eine Stimmgabel aufgestellt. Jeweils zwei davon müssen denselben Ton haben. Wenn nun eine davon angeschlagen wird, fängt eine weitere im Raum an zu schwingen und gibt einen Ton von sich. Es ist die Stimmgabel mit derselben Frequenz wie die angeschlagene.

gar nur einmalig eingenommen werden. Es ist eines der wundersamsten Phänomene in der Homöopathie, dass eine einmalig eingenommene Substanz langfristige Veränderungen im Körper bewirkt, die im optimalen Fall jahrelang anhält!

Anwendungszeitpunkt. Eine weitere Besonderheit der Homöopathie im Gegensatz zur Schüßler-Therapie ist, dass es spezielle Mittel für spezifische Krankheitsfaktoren/Modalitäten, wie z. B. Nässe oder Kälte gibt (siehe S. 20). Auf jeden Fall muss für den Einsatz eines homöopathischen Mittels ein Symptom vorliegen, um es anzuwenden. Man ist also bereits krank, wenn es zum Einsatz kommt.

Schüßler-Salze können auch präventiv (d. h. vorbeugend) eingesetzt werden, wenn man z. B. im Winter einer Erkältung vorbeugen möchte oder um Hautprobleme zu verhindern. Dies ist eine Stärke der Schüßler-Therapie und beruht auf der Idee, eine Mangelsituation auszugleichen. Denn grundsätzlich ging Schüßler davon aus, dass Krankheiten durch eine Mangelsituation entstehen, die ausgeglichen werden muss. Das richtige Mittel gibt zwar auch einen Heilimpuls an den Körper, aber mehr im Sinne einer »Matrix«. Das bedeutet, dem Körper wird quasi ein Modell aufgezeigt (nämlich das potenzierte Schüßler-Salz) nach dem er in der Nahrung oder im Organismus »suchen« soll. Denn ein Mangel ist nicht immer absolut zu sehen, sondern kann in einer Fehlverteilung im Körper begründet sein.

Ein Beispiel für eine Fehlverteilung im Körper sind Wassereinlagerungen. Die Betroffenen haben kaum Durst und wollen nicht trinken, denn der Körper signalisiert, dass er bereits genügend Wasser in sich hat. Es ist aber nicht da, wo es benötigt wird, sondern ist in den Beinen oder im Gewebe eingelagert. Von dort muss es an die richtigen Stellen transportiert werden, was durch das Schüßler-Salz Nr. 8 Natrium chloratum bewirkt werden könnte. Gerade bei (Extrem-)Sportlern oder Menschen, die großen Stress haben, kann man diesen Mechanismus zur Gesunderhaltung des Körpers nutzen.

Zwei Therapieformen – eine Ausgangssubstanz. Eine häufig gestellte Frage ist, warum es manche Mittel als homöopathisches Mittel und zugleich als Schüßler-Salz gibt und was den Unterschied ausmacht. Dies ist zum Beispiel bei Natrium chloratum der Fall. In niedriger Potenz eingenommen ist es eine natürliche körperliche Substanz und daher kein homöopathisches Mittel. Das wird es erst, wenn man es in der mittleren oder hohen Potenz einsetzt. Dann kann man eine starke seelische Wirkung beobachten und muss auch mit einer Erstverschlimmerung rechnen, was beim Schüßler-Salz Nr. 8 nicht der Fall ist. Dort hat es seine Stärke auf der Körperebene, weil es bei der Bewegung der Körperflüssigkeiten und vor allem deren Ungleichgewicht hilft. Alle natürlichen, körpereigenen Substanzen, die Sie als homöopathische Mittel kaufen können, sind als tiefe Potenz eigentlich Schüßler-Salze und keine homöopathischen Mittel.

Hans-Dieter Hirt, ein Apotheker aus Schmiden, bezeichnet die Funktionsmittel nach Schüßler als »Türöffner«, die dafür sorgen, dass der Körper optimal mit allen Mineralstoffen versorgt wird. Gerade bei Menschen, die Stress haben, kann man diese Tatsache zur Gesunderhaltung nutzen.

> **BEISPIEL**
>
> **Türöffner**
>
> Die Anwendung der Schüßler-Salze kann man mit einer geplanten Renovierung vergleichen: Man kann ein noch so gutes Handwerksteam beauftragen (Mineralstofflieferanten, Nahrung, Medikamente) – es muss jemand da sein, der die Tür aufmacht (Schüßler-Salz), um die notwendigen Arbeiten (Versorgung der Zelle) durchführen zu können.

Die Unterschiede der Therapieformen im Überblick.

	Homöopathie	Schüßler-Salze
Potenzierung	ab D1 bis C1000 und höher	D3, D6, D12
Darreichungsform	Globuli	Tabletten
Ausgangssubstanz	Pflanzen Mineralien Substanzen tierischen Ursprungs	Nur Mineralien, die natürlicherweise im Körper vorkommen.
Einnahme	Nur solange ein Symptom besteht.	Vorbeugung und Prävention, aber auch Behandlung von Symptomen
Dauer der Einnahme	Bis das Symptom verschwunden ist.	Akutes Symptom ist Anlass für eine längere Einnahme.
Wirkweise	Reiztherapie	Regulation
Erstverschlimmerung	ja (bei hohen Potenzen)	nein

Behandlungsdauer und Einnahme von homöopathischen Mitteln und Schüßler-Salzen

Die Behandlungsdauer und die Art der Einnahme hängen im Wesentlichen von der Erkrankung ab. Bei akuten Symptomen reicht oft jeweils eine kurzfristige Einnahme der Mittel aus, während bei länger bestehenden Erkrankungen auch eine längere Einnahmezeit der homöopathischen Globuli und/oder Schüßler-Tabletten über einige Wochen sinnvoll ist. Sie hängt von der Schwere des Symptoms und der Heilreaktion des Körpers ab.

Bei beiden Therapiemethoden werden die Globuli bzw. Tabletten im Mund aufgelöst. Am besten legt man sie unter die Zunge. Dort lösen sie sich durch die Wärme und den Speichel mehr oder weniger schnell auf. Allerdings gelingt das nicht allen Menschen, so wie auch nicht alle die Zunge rollen können. Das ist aber auch nicht schlimm, denn wichtig ist der Kontakt zur Schleimhaut im Mund, wo die Wirkstoffe direkt aufgenommen werden.

wichtig

Die Mundschleimhaut ist gut durchblutet und kann die Wirksubstanzen schnell und effektiv aufnehmen. Die Mittel und Salze werden also auf jeden Fall im Gegensatz zur Einnahme herkömmlicher Tabletten immer gelutscht und nicht einfach geschluckt.

Kombination möglich. Prinzipiell kann man alle homöopathischen Mittel mit allen Schüßler-Salzen kombinieren. Dabei werden allerdings die einzelnen Substanzen jeweils getrennt eingenommen. Darüber hinaus ist es sinnvoll, sich nur auf eine kleine Auswahl zu konzentrieren. Durch dieses Vorgehen kann man einerseits wahrnehmen, welches Mittel welche Wirkung im eigenen Körper erzielt, und zum andern bekommt der Körper einen klaren Impuls, was er tun soll.

Wenn Sie Ihrem Kind 5 Aufgaben auf einmal geben, weiß es unter Umständen auch nicht, was am wichtigsten ist und was es zuerst erledigen sollte – ähnlich geht es Ihrem Körper, wenn Sie ihm zu viele Mittel auf einmal geben.

Einnahmezeitpunkt. In der Akutphase werden sowohl homöopathische Mittel als auch Schüßler-Salze in kurzen zeitlichen Abständen eingenommen. Dabei liegen die Einnahmen etwa 15 oder max.

Die Anwendung im Überblick.

	Homöopathie	Schüßler-Salze
Darreichungsform	Globuli	Tabletten
Standarddosis für: Erwachsene Schulkinder Kleinkinder Säuglinge	5 Globuli 3 Globuli 1–2 Globuli 1–2 Globuli	2 Tabletten 1 Tablette ½ Tablette Verschluckungsgefahr! Tabletten sind ungeeignet
akute Phase	¼-stündliche bis ½-stündliche Gabe, max. 2 Stunden lang, dann stündlich oder seltener	»Heißes Getränk«, d. h. 10 Tabletten in warmem Wasser auflösen 5 Tabletten für Kinder
Einnahmedauer Akutphase	Sobald Symptom besser wird, Gaben reduzieren	Sobald Symptom besser wird, Gaben reduzieren
länger bestehende Symptome	2–3-mal täglich 1 Gabe	3–10-mal täglich 1 Gabe
Einnahmedauer kontinuierliche Behandlung	max. 4 Wochen	über Wochen und Monate möglich
Wiederholung der Behandlung	nach einer Pause von 1 Woche möglich	Einnahme ohne Pause möglich
Besonderheiten	spezielle Mittel für verschiedene Krankheitsursachen	vorbeugende Einnahme zur Krankheitsprävention möglich

30 Minuten auseinander. Bei längeren Erkrankungen werden regelmäßige Zeitabstände für eine kontinuierliche Einnahme gewählt. Hier ist die Einnahme wie bei herkömmlichen Medikamenten zwei- bis dreimal täglich zu möglichst regelmäßigen Zeiten.

Sie müssen dabei keinem genauen Zeitplan folgen. Sollte eine Einnahme etwas später erfolgen, verschieben Sie eventuell auch die nächste Gabe um einige Zeit. Falls eine Einnahme völlig vergessen wurde, sollten Sie sie nicht weglassen, sondern lieber zu einem späteren Zeitpunkt einnehmen, so dass die Tagesdosis auf jeden Fall erreicht wird. Falls Sie die Einnahme des homöopathischen Mittels im Laufe der Behandlung immer häufiger vergessen, dann kann es sein, dass Ihr Körper Ihnen signalisieren möchte, dass er es nicht mehr benötigt. Sie können dann mit der Einnahme des Mittels aufhören.

Häufig besteht die Meinung, man müsse gerade homöopathische Mittel lange einsetzen, bevor sie wirken würden. Diese Meinung resultiert meines Erachtens daraus, dass es einige Zeit des Hinschauens erfordert, bis man sich für das passende Mittel entscheiden kann. Ist aber das richtige Mittel gefunden und wird angemessen dosiert beziehungsweise konsequent eingenommen, ist rasch ein spürbarer Effekt zu erwarten. Das bedeutet nicht, dass sich die Erkrankung wundersam in Luft auflöst. Aber man kann recht schnell spüren, dass z. B. das Allgemeinbefinden besser wird oder Schmerzen nachlassen. Dies ist ein erstes eindeutiges Signal, dass man mit der Mitteleinnahme auf dem richtigen Weg ist. Jetzt braucht es nur noch Ihre Beständigkeit bei der Anwendung.

Wie finde ich das richtige homöopathische Mittel?

Um das richtige homöopathische Mittel auszuwählen, werden drei Faktoren betrachtet: Ursachen für Erkrankungen, das Symptom und die Modalitäten, d.h. die Faktoren, die das Symptom verbessern oder verschlechtern. Die Ursache ist am wichtigsten. Wenn sie erkannt ist, kann man sofort mit der Behandlung beginnen. In den jeweiligen Behandlungsschemata im Praxisteil dieses Buches (ab S. 56) sind die Ursachen der einzelnen Beschwerden auch aufgeführt.

Ursachen für Beschwerden

Wenn man die Ursache für eine Beschwerde kennt, wird das entsprechende Mittel sofort eingesetzt, ohne dass man längere Zeit auf die Beobachtung des Symptoms verwenden muss. Man hat also sehr schnell ein wirksames Mittel zur Hand, weil die Entscheidung leicht fällt. Die folgenden krankheitsauslösenden Faktoren treten häufig auf und stehen mit entsprechenden homöopathischen Mitteln in Verbindung:

Trockene Kälte. Trockene Kälte ist ein klimatischer Faktor, der an kalten Wintertagen meist bei Schnee auftritt. Im Sommer verursacht die Klimaanlage eine künstliche Form von trockener Kälte und man versucht, mit einer Jacke oder einem Schal den Nacken oder die Schultern zu schützen. Alle Symptome, die durch trockene Kälte entstanden sind, werden mit Aconitum napellus behandelt. Bei Kindern treten häufig Ohren-, aber auch Kopfschmerzen auf. Bei Erwachsenen stehen vielfach ein steifer Nacken oder leichte Erkältungssymptome im Vordergrund. Das Symptom tritt schnell, akut und heftig auf, d.h. zwischen dem Auftreten der Beschwerden und der Ursache liegt nicht viel Zeit. Das bedeutet auch, dass man sich leicht erinnert, wo man sich die Erkrankung zugezogen hat. Man hat z.B. am Abend einen »Zug« bekommen und spürt die Beschwerden schon in der Nacht.

Nässe und Kälte. Nässe und Feuchtigkeit sind weitere Einflussfaktoren, die den Körper krank machen können. Viele Betroffene mit Beschwerden des Bewegungsapparates fürchten sich vor der Herbst- und Winterzeit, weil sie wissen, dass sie dann mehr Schmerzen haben werden. Die wichtigsten Mittel sind hierfür Rhus toxicodendron und Dulcamara.

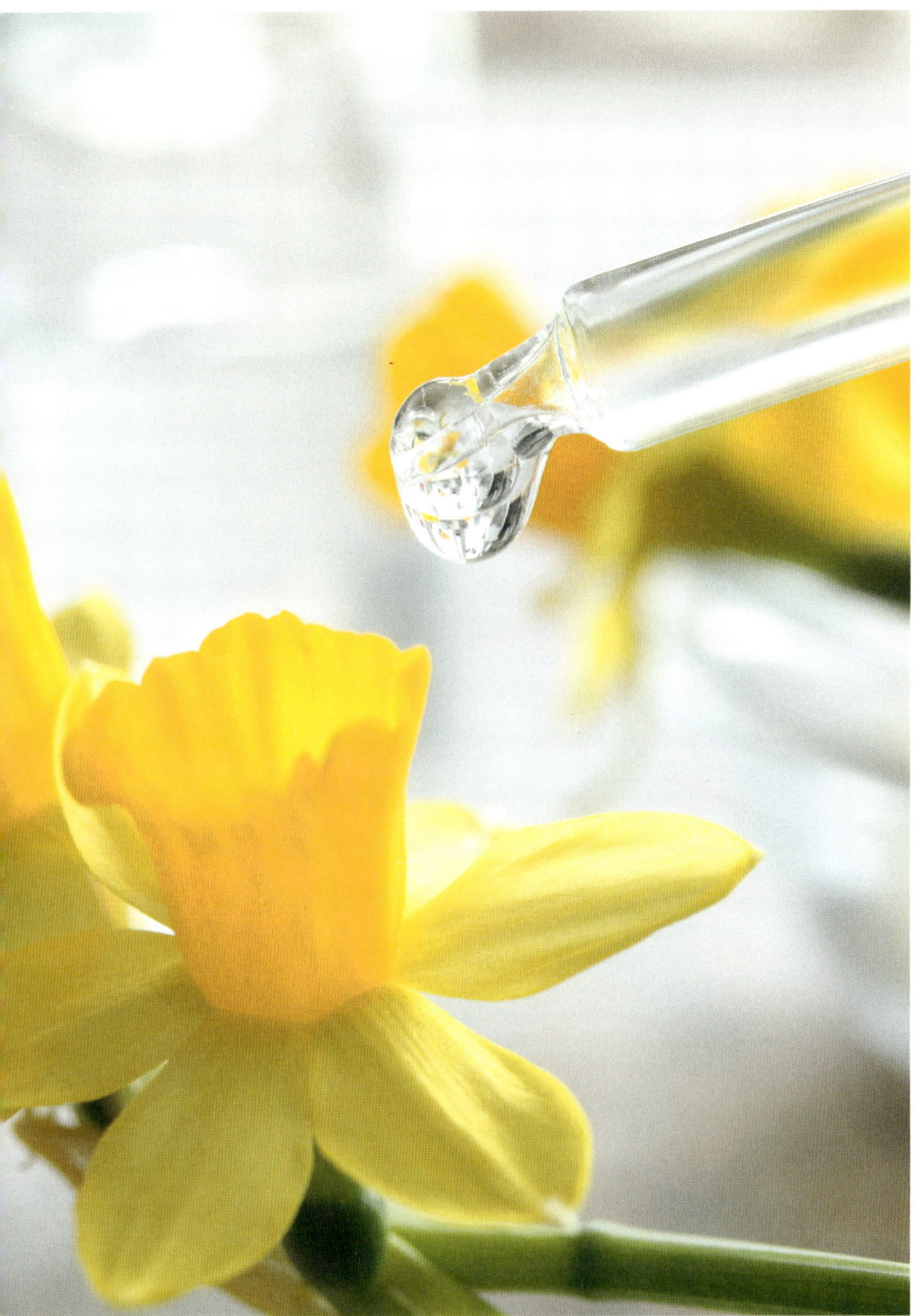

Rhus toxicodendron hat einen starken Bezug zum Bewegungsapparat und zu den Muskeln. Es wird bei rheumatischen Erkrankungen, Weichteilrheumatismus, Hexenschuss oder Ischialgie, Lumbago oder Steifigkeit eingesetzt. Wenn die Nässe und Kälte eher zu Durchfall oder Blasenproblemen führt, dann fällt die Entscheidung auf Dulcamara. Bei einer Blasenreizung nach einem Schwimmbadbesuch, wäre Dulcamara das richtige Mittel, denn das Wasser im Schwimmbad ist nass und kalt.

Beschwerden bei schönem Wetter oder im Sommer. Sehr viel mehr Menschen haben Beschwerden bei extrem kalten oder heißen Temperaturen. In seltenen Fällen führen aber gerade wunderschönes klares Wetter oder sommerlich warme Temperaturen zu Gelenkbeschwerden. Die Symptome sind sehr ähnlich, wie im vorhergehenden Abschnitt beschrieben: Rheumatische Schmerzen, Ischialgie, Steifigkeit, jedoch ist die Ursache eine andere. Diesem Unterschied kommt eine große Bedeutung zu, denn bei feuchtkaltem Wetter sind die Symptome geringer oder treten gar nicht auf. Wenn die Symptome und Schmerzen immer bei blauem Himmel und schönem Wetter auftreten, kommt Causticum zum Einsatz. Wenn sie wirklich nur während eines warmen Sommers auftreten und man im Winter beschwerdefrei ist, wäre Rhododendron das richtige Mittel.

Sonneneinstrahlung und Hitze. Wärme oder vielmehr große Hitze ist ein weiterer klimatischer Krankheitsfaktor. Nach einem Hitzschlag, Sonnenstich oder Sonnenbrand kommt daher Belladonna zum Einsatz. Charakteristisch ist ein roter Kopf, man schwitzt und die Symptome sind pochend und klopfend. Dieses charakteristische Klopfen und Pochen kann z. B. bei Kopfschmerzen auftreten, aber auch bei einem Sonnenbrand.

Zeitverschiebung oder Schichtdienst. Viele Menschen arbeiten im Schichtdienst, haben Nachtdienst oder sind beruflich in kurzer Zeit in verschiedenen Zeitzonen unterwegs. Dabei gerät der Schlaf-wach-Rhythmus des Körpers aus dem Gleichgewicht, was sich häufig in Schlafstörungen oder seelischen Symptomen äußert. Cocculus ist dann das wichtigste homöopathische Mittel. Die Hauptsymptome sind Müdigkeit und Erschöpfung, die besonders mit Schwindel einhergehen.

Emotionen als Auslöser. Kummer, Trauer, Angst oder Wut, aber auch übermäßige Freude können zu körperlichen Beschwerden führen. In der Homöopathie finden diese Faktoren daher genau dieselbe Beachtung wie klimatische Krankheitsauslöser. Bei den folgenden Mitteln werden z. B. die Symptome durch die genannten Emotionen ausgelöst:
- Angst in verschiedenen Situationen – Argentum nitricum
- Wut und Zorn (plus Nässe und Kälte) – Colocynthis
- Wut, (Jäh-)Zorn – Chamomilla
- übermäßige Freude – Coffea oder Nux vomica
- Kummer durch Mobbing oder »geschnitten werden« – Staphisagria

- Kummer durch Trennung oder Scheidung – Ignatia
- Verlust von Freunden oder Angehörigen, auch durch Wegzug – Ignatia

Symptome – Beobachtung und Beurteilung

Bei der Suche nach einem homöopathischen Mittel steht an erster Stelle die Frage »Was habe ich eigentlich genau?« Für viele Menschen ist es gar nicht so einfach, ihre Symptome präzise zu beschreiben, denn sie sind es gewohnt, einfach ihre Diagnose zu nennen. Dabei können die Beschwerden bei ein und derselben Diagnose doch sehr verschieden sein.

Symptome beobachten. Für die Auswahl des richtigen Mittels ist es notwendig, das Symptom genau zu beschreiben. Dazu braucht es nicht unbedingt ein lateinisches Wort oder die Benennung eines Körperteils oder Organs. Viel wichtiger ist die Wahrnehmung. Man beobachtet daher Färbungen von Sekreten oder der Haut, Schmerzen und Zeitverläufe. Manchmal tritt ein Symptom immer zu einer bestimmten Zeit auf – das wäre ein wichtiges Merkmal. Es gibt allgemeine Empfindungen, wie ein Druckgefühl oder Besonderheiten: z. B. etwas beginnt links und zieht dann nach rechts oder umgekehrt. Manchmal wechseln sich Symptome ab, denn wenn der Magen schmerzt, tut die Hüfte nicht weh oder umgekehrt. Man beobachtet, ob das Symptom schnell auftritt oder langsam und ob es so verschwindet, wie es gekommen ist. Auch der wechselnden Intensität kommt eine große Bedeutung zu.

Begleitumstände beobachten. Darüber hinaus beobachtet man die Begleitumstände zum Symptom. Es ist wissenswert, ob man generell friert oder leicht schwitzt, während ein Symptom da ist. Die Art und Weise wie jemand mit seiner Krankheit umgeht, ist interessant. Manche Menschen ziehen sich eher zurück, andere wollen lieber Gesellschaft haben, wenn sie krank sind. Manch einer wird gereizt wegen der Schmerzen, ein anderer wiederum trägt es mit Fassung und klagt nicht einmal. All dies sind wichtige Beobachtungen.

Gesamterscheinung beobachten. Um das Bild abzurunden wirft man noch einen Blick auf den ganzen Menschen und schaut die gesamte Erscheinung an. Es gibt Menschen, die eher zäh, sehnig oder mager sind, andere wiederum sind eher rundlich. Ein Mensch kann groß und behäbig sein oder eher klein und gedrungen. Dabei hat ein rundlicher Mensch vielleicht trotzdem eine schnelle Dynamik und ein sehr schlanker Mensch ist eher träge.

All diese Faktoren finden Berücksichtigung bei der Auswahl eines Mittels, vor allem, wenn es um die klassische Homöopathie geht, die nach einem individuellen Behandlungsmittel sucht. Das kann auch einige Zeit in Anspruch nehmen.

> **BEISPIEL**
>
> **Achten Sie auf Details!**
>
> Manchmal gleicht die Beobachtung eines Symptoms folgendem Bild: Stellen Sie sich vor, Sie haben im Sommer Marmelade gekocht und wollen im Winter für Ihre Weihnachtsplätzchen ein Glas aus dem Keller holen. Sie finden eines, das aber kein Etikett hat. Was tun Sie? Nein, bitte sagen Sie nicht, Sie würden das Glas öffnen und einfach probieren! Sie haben doch gar keinen Löffel dabei! Was tun Sie? Sie heben die Marmelade ins Licht und allein am Aussehen können Sie erkennen, welche Sorte von Marmelade Sie in der Hand haben. Brombeermarmelade sieht völlig anders aus als Erdbeermarmelade. Himbeermarmelade zeigt sich charakteristisch und ist mit Johannisbeere nicht zu verwechseln – die Körnchen sind ganz anders. Sie sehen: wenn Sie sich Zeit nehmen und genau hinschauen, können Sie genau beschreiben, was Sie in der Hand haben. Sie benötigen genau genommen gar kein Etikett!

Mit der klinischen Homöopathie geht man dagegen nicht so sehr in die Tiefe, denn es stehen die sog. »außergewöhnlichen Symptome« im Zentrum der Betrachtung, die sehr schnell und eindeutig auf ein bestimmtes Mittel hinweisen, das eingesetzt werden sollte. Sie werden in diesem Praxisleitfaden bevorzugt, um die Behandlungsschemata einfach und trotzdem effektiv zu gestalten.

Modalitäten – letztendliche Entscheidungshilfen

Neben den Ursachen und Symptomen kommt bei der homöopathischen Mittelauswahl den sog. Modalitäten eine große Bedeutung zu. Sie beschreiben Faktoren, die ein Symptom verbessern oder verschlimmern. In den meisten Homöopathie-Büchern ist ein »b« für »besser durch« oder ein »s« für »schlechter durch« angegeben.

Mögliche Faktoren. Sehr oft handelt es sich um Wärme oder Kälte. Nasskalte Tage können ein Symptom hervorrufen und verschlimmern, es kann aber auch durch Bettwärme schlimmer werden, während es in der warmen Badewanne besser wird. Auch Trockenheit oder Feuchtigkeit sind Faktoren, die Einfluss haben, genauso wie Bewegung und Ruhe. Mancher möchte sich trotz Beschwerden bewegen, der andere möchte absolute Ruhe haben. Manchmal bessert oder verschlechtert Essen ein Symptom, wobei die Temperatur des Speisen oder Getränke ebenfalls einen Einfluss hat. Manchmal bessert Warmes, manchmal ist das Bedürfnis nach Kaltem stärker ausgeprägt. Druck ist ebenfalls ein wichtiger Einflussfaktor. Werden gerne Bandagen oder feste Verbände getragen oder verschlimmert das den Zustand? Wird vielleicht gar kein Druck vertragen, das kann bedeuten, dass man noch nicht einmal Kleidung auf der Haut oder dem entsprechenden Gelenk haben möchte.

Dann gibt es noch seltene Modalitäten, wie z. B. dass Wasser lassen ein Symptom bessert. Viele kennen das von aufregenden Situationen, in denen man ständig zur Toilette muss.

Entscheidungsreihenfolge. Im ersten Moment werden die Modalitäten als verwirrend empfunden. Es ist wichtig, sich klar zu machen, dass sie Entscheidungshilfen sind, um eine bereits vorgenommene kleine Auswahl an Mitteln unterscheiden zu können. Denn zuerst werden die Ursachen und das Symptom beurteilt und man zieht einige wenige Mittel in die engere Auswahl. Dann erst betrachtet man die Modalitäten und stellt fest, dass es zwischen dem einen und dem anderen Mittel einen prägnanten Unterschied gibt. Deshalb nennt man sie auch »letztendliche Entscheidungshilfen«.

Nahrungsmittel – Vorlieben und Unverträglichkeit als Hinweis zur Mittelauswahl

Beim Essverhalten erkennen viele Betroffene sehr schnell spezielle Vorlieben oder Abneigungen, weil sie oft als störend wahrgenommen werden. Gerade diese Besonderheiten im Essverhalten können einfache Hinweise für die Auswahl eines Mittels geben. Sie sind im Prinzip wie Modalitäten zu betrachten und bestätigen die Wahl des entsprechenden Behandlungsmittels. Um das Auffinden zu erleichtern, sind die Besonderheiten nach dem Hauptmerkmal alphabetisch sortiert.

Vorlieben als Hinweis für ein Mittel

Verlangen	homöopathische Mittel
Alkohol	Lycopodium, Nux vomica, Acidum sulf.
Butter, Sahne, Schlagsahne, Käse	Pulsatilla (Aber Abneigung gegen Fett!)
Coca-Cola, colaähnliche Produkte	Acidum phosphoricum
Deftiges, großes Verlangen nach würzigen Speisen	Nux vomica, Calcium carbonicum, Calcium phosphoricum
Eier	Calcium carbonicum
Eis, Speiseeis, in großen Mengen	Phosphor, Pulsatilla

Verlangen	homöopathische Mittel
Erdnussbutter	Pulsatilla (Aber Abneigung gegen Fett!)
Erfrischendes, saftige Dinge wie Obst, Fruchtsäfte	Acidum phosphoricum
Essig	Hepar sulfuris, Sepia
Geräuchertes, Fleisch, Wurst, Speck	Calcium phosphoricum, Nux vomica
Hunger, aber weiß nicht, worauf	Bryonia
Kaffee, Anregungsmittel	Nux vomica, Acidum sulf., Gelsemium
kalte Speisen und Getränke in großen Mengen	Phosphor, Pulsatilla
Milch, heftiges Verlangen nach	Arsenicum album
Saures, Essiggurken	Hepar sulfuris, Sepia
Süßes und Salziges im Wechsel	Calcium carbonicum
Süßigkeiten, Heißhunger auf Süßigkeiten	Argentum nitricum, Lycopodium
Unverdauliches wie Kreide (bei Kindern)	Calcium carbonicum
verbrannte Speisen	Natrium chloratum
Verlangen, aber weiß nicht, wonach	Ignatia, Bryonia, Pulsatilla
warme Speisen und Getränke	Arsenicum album, Lycopodium
Wein	Arsenicum album, Nux vomica, Phosphor
Zitrone, Saures	Arsenicum album
Zucker, Süßigkeiten	Argentum nitricum

Abneigung gegen bestimmte Nahrungsmittel

Abneigung	homöopathische Mittel
breiige Nahrungsmittel	Calcium carbonicum
Fett, fette Speisen	Pulsatilla
kalte Speisen und Getränke	Arsenicum album, Lycopodium
Kartoffeln	Alumina
Milch	Calcium carbonicum
Süßigkeiten	Phosphor

Wie finde ich das richtige Schüßler-Salz?

Bei der Schüßler-Therapie muss eine Mangelsituation ausgeglichen werden, um zu genesen. Das heißt, Symptome entstehen immer durch einen Mangel an einem bestimmten Mineralstoff. Dieser zeigt sich in verschiedenen akuten oder chronischen Symptomen, wie z. B. Entzündungen, Schmerzen, aber auch Erschöpfung oder Müdigkeit.

Körperliche Symptome stehen im Gegensatz zu seelischen bei der Schüßler-Therapie im Vordergrund, wobei besonders Verfärbungen der Sekrete und der Ausscheidung berücksichtigt werden. Aber auch Hauterscheinungen geben wichtige Hinweise. Daher kommt der Antlitzanalyse bei der Auswahl des richtigen Schüßler-Salzes eine besondere Bedeutung zu. Die Modalitäten (also was ein Symptom verbessert oder verschlechtert) sind bei der Mittelauswahl nicht wichtig.

Antlitzzeichen

Wilhelm Schüßler hat in der Entwicklung seiner Therapiemethode bereits Antlitzzeichen dokumentiert und nannte sie »Signaturen« (lat.). Einer seiner Schüler, Dr. Kurt Hickethier (1891–1958) hat daraus die Antlitzdiagnostik begründet und systematisiert. Hierbei handelt es sich jedoch nicht um eine Diagnostik mittels Geräten, sondern um die genaue Betrachtung von Zeichen im Gesicht, Hals- und Dekolletébereich, an der Haut von Händen und Füßen oder der Zunge. Es werden also Veränderungen der Hautoberfläche, Haare, Störungen des Haarwuchses oder der Fingernägel inspiziert. Darüber hinaus wird die Durchblutung der Haut, aber auch der Zungenbelag und entsprechende Verfärbungen angeschaut. Obwohl mehr als nur das Gesicht betrachtet wird, hat sich der Begriff Antlitzdiagnose eingebürgert. Optimalerweise erfolgt die Diagnose bei Tageslicht, und am besten wenige Stunden nach der letzten intensiven Hautreinigung, weil dann z. B. Zeichen wie starke Fettbildung oder Trockenheit eindeutig zu sehen sind. Diese werden addiert und in Bezug zu einem bestimmten Schüßler-Salz gesetzt. Durch die Einnahme der passenden Salze in der richtigen Dosierung und der entsprechenden Zeitdauer kann man dann verschiedene Veränderungen beobachten.

Typische Antlitzzeichen

Schüßler-Salz	äußere Zeichen
Nr. 1 Calcium fluoratum	- braune Augenringe ohne Schlafmangel - Würfelfalten im inneren Unterlid, oft dunkel unterlegt - Furchen auf der Stirn oder tiefe Nasolabialfalte - tief eingegrabene Falten um den Mund oder die Augenwinkel herum - eher lederne Haut, Hornhaut, schnell verhornende Hautareale, harte Schuppen, borkige Haut. Aber auch welke Haut, hängende Wangenhaut, Schlupflider - schlaffes Bindegewebe
Nr. 2 Calcium phosphoricum	- wächserne Blässe, wie bei einer Anämie - tief liegende Augen - stumpfe, trockene Haare - mangelhaftes Zahnwachstum - Karies - blasse Lippen, blasses Zahnfleisch, blasse Zunge
Nr. 3 Ferrum phosphoricum	- violette Verfärbung am inneren Augenwinkel zur Nasenwurzel hin (»Ferrumschatten«), der im Extremfall blau-schwarz sein kann - rote Ohren, zumindest an der Ohrkrempe - trotz Erkrankung kein Zungenbelag - rötliche Entzündungsreaktionen auf der Haut - erste Entzündungszeichen mit leichter Röte - leicht roter Schatten auf der Stirn in der Region zwischen den Augenbrauen
Nr. 4 Kalium chloratum	- weiß belegte Zunge, weiß-grau oder dick-weiß belegt - Blässe am Ober- oder Unterlid - »Milchbart«, also ein weißer Rand direkt über der Oberlippe - Blässe links und rechts an den Schläfen - weiße Schuppen auf der (Kopf-)Haut - Lippenherpes mit weißlichem Belag - violette Hautverfärbungen, rot-violette Gefäßzeichnungen wie Couperose, Besenreißer und violette Verfärbungen an der Innenseite des Fußknöchels. Lila Verfärbungen der Zunge oder der Hände bei Menschen, auch wenn sie nicht rauchen.

Schüßler-Salz	äußere Zeichen
Nr. 5 Kalium phosphoricum	▪ grau-fahle Haut ▪ blutendes Zahnfleisch ▪ Mundgeruch ▪ dunkle Augenringe, vor allem durch Schlafmangel, kreisrunde Augenringe ▪ kreisrunder Haarausfall
Nr. 6 Kalium sulfuricum	▪ gelbliches Hautkolorit ▪ gelber bis gelb-brauner Zungenbelag ▪ gelblich-schmierige Beläge oder Ausschläge ▪ Lippenherpes mit gelblicher Kruste
Nr. 7 Magnesium phosphoricum	▪ rote Flecken auf den Wangen, »hektische Flecken«, ▪ rotfleckiger Hals ▪ Tics und Zuckungen im Gesicht ▪ juckende Haut, die man kratzen möchte ▪ Muskelkrämpfe und Verspannungen
Nr. 8 Natrium chloratum	▪ großporige Haut, teigig aufgequollen ▪ fettige Haut, vor allem an der Stirn und um die Nase ▪ Ödeme, auch im Gesichtsbereich oder am Hals, Oberlidödeme ▪ mehlige Schuppen auf der (Kopf-)Haut ▪ juckende Haut durch Trockenheit ▪ Hautpilz, Fußpilz, Nagelverformungen durch Nagelpilz ▪ Absonderung von klarem Sekret (laufende Nase, tränende Augen) wie beim Heuschnupfen ▪ Lippenherpes mit klarem Sekret ▪ Hitzepickelchen, die mit Wasser gefüllt sind
Nr. 9 Natrium phosphoricum	▪ unreine Haut bis Akne, vor allem im Mund- und Kinnbereich ▪ massiver Haarausfall ▪ fettige Haut im ganzen Gesicht, fettige Kopfhaut ▪ Hautunreinheiten, Pickel, Mitesser, Akne auf dem Rücken ▪ rot-entzündliche Hautareale
Nr. 10 Natrium sulfuricum	▪ gelblicher Zungenbelag, jedoch nicht so dick oder bräunlich wie bei Nr. 6 ▪ gelbliche Kopfschuppen oder Ekzem

Schüßler-Salz	äußere Zeichen
	- gelbliche Hautverfärbung an den Schläfen - bläulich-rote Nase unabhängig von der Außentemperatur (Trinkernase)
Nr. 11 Silicea	- blasse Hautfarbe - feine knittrige Hautfalten, vor allem unter den Augen; Pergamenthaut; trockene Haut; empfindliche Haut, die schnell gereizt reagiert; dünne Haut - glanzlose, trockene Haare - Geheimratsecken oder Haarausfall - weiche Nägel, die leicht einreißen; brüchige, splitternde oder zu weiche Nägel
Nr. 12 Calcium sulfuricum	- Altersflecken im Gesicht oder auf dem Handrücken - Altersflecken auf dem Körper, am Bauch, an den Armen oder Dekolleté

Nahrungsmittel – Verlangen oder Abneigung als Hinweise für Mangelzeichen

Im Gegensatz zur homöopathischen Mittelauswahl kann eine Auffälligkeit bezüglich Nahrungsmittelvorlieben bei der Schüßler-Therapie der einzige Anlass sein, das entsprechende Salz auszuwählen und einzusetzen. Durch diese Vorlieben zeigt sich schon frühzeitig ein Hinweis auf einen Mineralstoffmangel, der schon lange vor einem körperlichen Symptom auftreten kann. Dann werden die Schüßler-Salze vorbeugend eingesetzt, um Krankheitssymptome zu verhindern.

Besonderheiten zur leichteren Auswahl des Schüßler-Salzes.

Verlangen nach	Schüßler-Salz
Bitteres, bittere Speisen	Nr. 8 Natrium chloratum
Brot, Eier	Nr. 22 Calcium carbonicum
Fett, Butter, fettes Fleisch, Heißhunger auf fettige Nahrungsmittel	Nr. 9 Natrium phosphoricum
Geschmackssinn oder Geruchsinn vermindert	Nr. 8 Natrium chloratum

Verlangen nach	Schüßler-Salz
Geräuchertes, Fleisch, Wurst, Speck	Nr. 2 Calcium phosphoricum
Kekse, Weizenprodukte, Weißmehl	Nr. 9 Natrium phosphoricum
Salz, Verlangen nach salzigen Speisen	Nr. 8 Natrium chloratum
Schokolade, dunkle Schokolade	Nr. 7 Magnesium phosphoricum
Schokolade, cremige oder helle Schokolade	Nr. 9 Natrium phosphoricum
Spiegeleier	Nr. 9 Natrium phosphoricum
Süßes und Salziges im Wechsel	Nr. 22 Calcium carbonicum
Süßigkeiten, Heißhunger auf Süßigkeiten, »weiße« Produkte, Gebäck	Nr. 9 Natrium phosphoricum
verbrannte Speisen, verbrannter Toast	Nr. 8 Natrium chloratum
Weizenprodukte, Weißmehl	Nr. 9 Natrium phosphoricum
würzige Speisen, großes Verlangen nach deftigen Speisen	Nr. 2 Calcium phosphoricum
Zitrone, Saures	Nr. 8 Natrium chloratum
Zucker, Süßigkeiten	Nr. 9 Natrium phosphoricum

ÜBERSÄUERUNG

Übersäuerung

Bei den Schüßler-Salzen führt die Mangelsituation häufig zu speziellen Vorlieben von Lebensmitteln, in denen der fehlende Stoff enthalten ist. Ein wichtiges Thema stellt dabei die Übersäuerung dar, da sie Heißhunger auf ungesunde Lebensmittel auslöst. Inzwischen ist bekannt, dass eine Entgleisung des pH-Wertes im Körper zahlreiche Symptome und Krankheiten auslösen kann. Man spricht dann von Übersäuerung.

Säurebildende Faktoren

Neben vielen anderen Auslösern sind vor allem »weiße« und industriell gefertigte Süßigkeiten, Weizenprodukte und Gebäck Faktoren für eine Übersäuerung. Alkohol-, Kaffee- und Fleischkonsum nehmen ebenfalls einen hohen Stellenwert neben Wurst und Käse ein. Aber auch Stress löst in besonderem Maße Übersäuerungsreaktionen aus, genauso wie viele Medikamente.

Symptome der Übersäuerung

Zahlreiche, teilweise sichtbare Symptome weisen auf eine Übersäuerung hin, z. B. Akne bei Jugendlichen. Generell fällt die Neigung zu unreiner oder übermäßig fettiger Haut oder fettigen Haaren auf. Gicht ist ein eindeutiges Übersäuerungssymptom, möglicherweise auch viele rheumatische Erkrankungen. Übergewicht, Heißhunger auf Süßigkeiten oder fette Nahrungsmittel (Nüsse!) kann genauso ein Hinweis sein, wie starke Unterlidschwellungen, die sog. »Tränensäcke«.

pH-Werte des Körpers

Grundsätzlich ist es wichtig zu verstehen, dass der Körper für seine Funktion einen optimalen pH-Wert braucht. Der normale pH-Wert im Blut sollte zwischen 7,35 und 7,45 liegen. Für die einzelnen Organe ist der pH-Wert jeweils unterschiedlich. Im Darm liegt er eher bei 8,0 – d. h. dort besteht ein »basisches« Verdauungsmilieu. Dagegen ist der Säureschutzmantel der Haut leicht sauer. Auch der Wert im Urin ist eher sauer, weil über die Nieren viele Säuren (Harnsäure!) ausgeschieden werden. Die Nieren selbst als wichtiges Ausscheidungsorgan brauchen jedoch einen neutralen pH-Wert, um richtig arbeiten zu können. Genauso wie die Leber, die auf zu viele Säuren mit einer Funktionsstörung reagiert. Nicht ohne Grund nimmt die Diagnose der Fettleber bei Menschen zu, die noch nicht einmal übermäßig Alkohol trinken, denn Fett puffert die Säuren und schützt damit die Leber!

Neutralisieren von Säuren

Aus den vorangegangenen Abschnitten wird deutlich, dass dem Neutralisieren der Säuren eine große Bedeutung zukommt. Hier beginnt das besondere Einsatzgebiet der Schüßler-Salze Nr. 9 Natrium phosphoricum und Nr. 10 Natrium sulfuricum, die beide negative Säurefaktoren neutralisieren können. Daher kann man als Einstieg in eine Selbstbehandlung, vor allem, wenn man unsicher ist, welche Salze die richtigen sind, auf jeden Fall diese beiden Mittel empfehlen.

Die Entsäuerungskur mit diesen Schüßler-Salzen erfolgt über mindestens 8–12 Wochen. Bei ausgeprägten Beschwerden kann die Behandlungszeit auf 6 Monate ausgedehnt werden. Grundsätzlich werden dabei 10 Tabletten in heißem Wasser aufgelöst und schluckweise getrunken. Am Abend wird Nr. 9 Natrium phosphoricum eingesetzt und am Morgen durch die Einnahme von Nr. 10 Natrium sulfuricum ergänzt. Dieses wird am besten auf nüchternen Magen, also direkt nach dem Aufstehen eingenommen.

Häufig berichten Patienten bereits nach wenigen Tagen von Veränderungen, die beobachtet werden. Um allerdings einen bleibenden Erfolg zu erzielen, empfiehlt es sich, den pH-Wert langfristig zu stabilisieren, auch wenn die Symptome schon wieder verschwunden sind. Veränderungen im Essverhalten sind ein eindeutiges Indiz, dass der Körper positiv auf die Behandlung reagiert. Dies zeigt sich gern in einem reduzierten Süßigkeitenkonsum oder im Bedürfnis nach einer gesünderen Ernährung.

Ergänzungssalze

Schüßler bezeichnete seine Mittel 1 bis 12 als Funktionsmittel, da sie die Funktion des Körpers unterstützen und ins Gleichgewicht bringen. Er selbst hat die Salze durchnummeriert, um den Umgang damit zu erleichtern. Bei der alphabetischen Reihenfolge fällt auf, dass die Nr. 12 Calcium sufluricum am Ende der Liste steht. Schüßler schätzte dessen Bedeutung im Laufe seiner Erfahrungen als geringfügig ein, wobei er diese Aussage gegen Ende seiner Laufbahn in Frage stellte.

Besonderheiten der Ergänzungssalze. Seine Nachfolger haben weitere Forschungsarbeiten unternommen und platzierten das Mittel dann an das Ende der Liste der Schüßler-Salze, um die bereits bestehende Nummerierung zu erhalten. Genau genommen eröffnet es damit die Reihe der Ergänzungssalze, die die Funktionsmittel ergänzen sollen. Bei einigen Mitteln fällt auf, dass ein wichtiges Prinzip von Schüßler nicht immer eingehalten wird: oft beinhalten die Ergänzungssalze Substanzen, die nicht natürlich in unserem Körper vorkommen, wie z. B. Arsen oder Lithium. Am besten überlässt man die Auswahl dieses Mittels einem Arzt oder Heilpraktiker, der den Behandlungserfolg anhand von Laborwerten überprüft. Gerade die Jodkombinationen sind nicht unbedenklich, da es viele Menschen mit Schilddrüsenfunktionsstörungen gibt. Vor allem wenn Medikamente eingenommen werden müssen, ist eine Selbstbehandlung ungünstig, denn die Ergänzungssalze sind nicht unbedenklich und uneingeschränkt anwendbar, wie dies für die Funktionsmittel beschrieben wurde. Die meisten Ergänzungssalze haben eher den Charakter eines homöopathischen Mittels und sollten bezüglich Dauer und Dosierung zumindest zeitlich begrenzt eingesetzt werden.

Wenn jedoch der Erfolg der Funktionsmittel nicht ausreichend ist, weil z. B. nach Wochen noch kein zufriedenstellendes Ergebnis erreicht wurde, dann haben die Ergänzungsmittel ihre Berechtigung und geben Hoffnung auf ein besseres Ergebnis. In wenigen Ausnahmefällen ist eine Kombination mit den Funktionsmitteln in der Selbstbehandlung sinnvoll, wie zum Beispiel bei chronischen Erkrankungen wie Allergien oder beim Diabetes mellitus, da Nr. 23 Natrium bicarbonicum ein spezifisches Mittel für die Bauchspeicheldrüse ist.

Vier Ergänzungsmittel für die Selbstbehandlung. In jedem Fall ist es angebracht, erst das Potenzial der Funktionsmittel vollkommen auszuschöpfen und die Behandlungsdauer und Einnahmevorschriften einzuhalten, bevor man am Erfolg zweifelt und nach neuen Lösungswegen sucht. Allerdings gibt es vier Ausnahmen, die Schüßlers Grundannahme eines Funktionsmittels im Sinne einer körpereigenen Substanz entsprechen und daher auch für die Selbstbehandlung unbedenklich sind:

empfohlenes Ergänzungssalz	vorausgehendes Funktionsmittel	Einsatz bei
Nr. 17 Manganum sulfuricum	Nr. 2 Nr. 4 Nr. 8 Nr. 9/Nr. 10	Allergie, chronisch Diabetes mit Sehstörungen Übersäuerung
Nr. 21 Zincum chloratum	Nr. 2 Nr. 5 Nr. 7 Nr. 9/Nr. 10	AD(H)S Restless legs Schlafstörungen Unruhe (innere), evtl. mit Depression
Nr. 22 Calcium carbonicum	ersetzt Nr. 2 bei fülligen Menschen Nr. 9/Nr. 10	Akne, Asthma, Erkältungsneigung und Erschöpfung bei fülligen Menschen starkes Schwitzen an Kopf- und Nacken
Nr. 23 Natrium bicarbonicum	Nr. 2 oder Nr. 22 Nr. 6 Nr. 9/Nr. 10	Akne Cellulite Cholesterinwerte (erhöht) Diabetes mellitus periorale Dermatitis (d. h. entzündliche Bläschen um den Mund herum) Übersäuerung

Kombination von Schüßler-Salzen und Homöopathie

Wenn man Schüßler-Salze und homöopathische Mittel gleichzeitig einsetzt, kann man einen gegenseitigen Verstärkungseffekt beobachten. Daher ist eine Kombination beider Methoden nicht nur möglich, sondern sogar sinnvoll. Auch bei der Behandlung durch einen fachkundigen Therapeuten mit einer jahrelangen Ausbildung zeigt sich, dass die Verbindung der beiden Heilmethoden hilfreich ist.

Es gibt immer mehr Therapeuten, die in ihrer Praxis beide Methoden kombinieren und großen Erfolg damit haben. Gerade bei einer klassischen homöopathischen Behandlung mit hohen Potenzen kommt es manchmal zu Phasen, in denen z. B. Infekte, Kopfschmerzen oder andere Symptome auftreten, da der Körper die Energie für die innere Arbeit benötigt und dann natürlicherweise die Außenabwehr etwas geschwächt ist. Nun würde ein weiteres homöopathisches Mittel u. U. die Wirkung des hochpotenten Mittels bei einer klassischen homöopathischen Behandlung negativ beeinflussen, da beide denselben Therapieansatz haben. Um das zu vermeiden, können die Schüßler-Salze für einen akuten Infekt oder Schmerz eingesetzt werden, da diese einen völlig anderen Therapieansatz verfolgen und man »nur« die Mangelsituation ausgleicht.

Wirkungsvoller durch Kombination. Bei der Selbstbehandlung muss man manchmal feststellen, dass Mittel, die für sich alleine genommen werden, nicht den gewünschten Effekt erzielen. Es gibt z. B. ein ansprechendes Programm, das einige Schüßler-Salze zur Gewichtsabnahme bei Übergewicht empfiehlt und Erfolg versprechend zusammen gestellt ist. Doch immer wieder kommen Patienten, die es richtig und lange genug angewendet haben, zu mir in die Praxis, weil der Erfolg ausbleibt. Wenn nun genauer nachgefragt wird, stellt sich häufig heraus, dass aus Kummer oder Trauer gegessen wird. Dafür gibt es ein spezielles homöopathisches Mittel, Ignatia. Dieses hat sogar die Modalität, dass Essen alle Beschwerden bessert – eben auch den Kummer! Daher konnte das Abnehmen allein mit den Schüßler-Salzen nicht funktionieren, wenn der Kummer immer wieder zu Essattacken geführt hat, die den Erfolg zunichte machten. In der Kombination mit dem homöopathischen Mittel gab es dann einen Durchbruch.

Ein anderes Beispiel sind rheumatische Erkrankungen, bei denen Rhus toxicodendron ein wunderbares Mittel ist, das gerade im Herbst und Winter zum Einsatz kommt. Doch häufig ist die Wirksamkeit – unabhängig von der Potenz – nicht so stark, wie man es sich für die erfolgreiche Selbstbehandlung wünscht. Meist werden schon lange Zeit starke Medikamente eingenommen oder die Ernährung und Lebensführung ist nicht optimal. Daher habe ich begonnen, das homöopathische Mittel mit dem Entsäuerungsschema der Schüßler-Salze zu kombinieren und siehe da: plötzlich ergibt sich ein verstärkender Effekt und beide Mittel zeigen sich in ihrer vollen Kraft und Wirksamkeit.

Erfolgreich bei psychosomatischen Beschwerden. Immer häufiger werden Krankheiten als psychosomatische Erkrankungen klassifiziert. Selbst Erkrankungen des rheumatischen Formenkreises haben diese Tendenz. Gerade bei Erkrankungen, die durch unsere moderne Lebensweise entstehen, wie Stress, Unruhe oder Schlafstörungen, konnte ich feststellen, dass die Verbindung dieser beiden Methoden starke Impulse und rasche Ergebnisse mit sich bringen kann. Denn Stress führt einerseits zu Mangelsituationen, wie sie von der Schüßler-Therapie behandelt werden, er hat aber auch immer mit dem Gehirn und der Seele zu tun. Diese Ebenen werden erfahrungsgemäß besser durch spezifische homöopathische Mittel angesprochen. Daher ist die gezielte Kombination der beiden Methoden auf jeden Fall bei allen Erkrankungen, die eine psychosomatische Ursache haben, nicht nur zweckmäßig, sondern meines Erachtens die Kunst der erfolgreichen Behandlung.

Wenn Sie sich bisher schulmedizinisch orientiert haben, fällt es vielleicht schwer, sich auf das Gedankengebäude der Homöopathie oder der Schüßler-Therapie einzustellen, da sie völlig neue Blickwinkel von Heilbarkeit anbieten. Doch die Medizin ist eine lebendige Wissenschaft, und so wie man noch vor Jahrzehnten glaubte, Gehirnzellen seien nicht regenerationsfähig, weiß man es heute besser. So unterscheidet sich auch die naturheilkundliche Betrachtung z. B. bei der Arthrose oder bei Allergien.

Starkes Symptom – lange Anwendungsdauer. Bei manchen Symptomen gibt es eine unterschiedliche Ausprägung von »mäßig« bis »extrem«. Unabhängig von der Ausprägung des Symptoms kommt trotzdem das gleiche Schema zur Anwendung, denn die Homöopathie und die Schüßler-Therapie geben dem Körper einen Heilimpuls, einen Reiz, der ihn zur Genesung veranlasst. Die eigentliche Arbeit leistet der Körper selbst in dem Ausmaß, wie es der Regeneration und Genesung bedarf. Prinzipiell kann man sagen, dass ein stärkeres Symptom bei den Schüßler-Salzen eine längere Anwendungsdauer nach sich zieht und bei der Homöopathie das Mittel öfter als nur einmal vier Wochen eingesetzt werden muss. Man macht zwar zwischendurch immer wieder Pause, um zu überprüfen, ob noch Bedarf besteht, aber bei einem starken Symptom stellt man fest, dass anfangs nur eine Erleichterung erzielt wurde, während sich mit wiederholter Anwendung ein dauerhafter Erfolg eingestellt. Der Unterschied zwischen einem stark ausgeprägten und einem mäßig

> **BEISPIEL**
>
> **Die richtige Kombination**
>
> Diesen Unterschied, alle drei Mittel gleichzeitig oder aber jeweils zwei Mittel gleichzeitig und das dritte zeitlich versetzt einzunehmen, begründe ich durch meine Erfahrungen in der Anwendung der Kombinationen. Manchmal hat es auch mit der Dringlichkeit einer Indikation zu tun. Es gibt Symptome, wie z. B. Blasenentzündung, bei denen es wichtig ist, schnell einen deutlichen Behandlungseffekt zu erzielen und es geht weniger um die Beobachtung der Wirksamkeit.

ausgeprägten Symptom zeigt sich also nur in der Dauer der Einnahme, nicht aber darin, dass andere Mittel notwendig sind.

Hauptmittel, Zusatzmittel, Stabilisierungsmittel

Hauptmittel. Das Mittel, das im Schaubild ganz oben steht, ist das Hauptmittel für die Behandlung des entsprechenden Symptoms. Beginnen Sie damit ihre Selbstbehandlung und nehmen Sie die angegebene Dosierung im vorgegebenen Zeitraum ein.

Zusatzmittel. Während der ersten Tage können Sie das Symptom noch genauer beobachten, um das zweite Mittel, das Zusatzmittel auswählen zu können, das Sie dann parallel einnehmen sollten. Wenn Sie sofort wissen, welches Zusatzmittel für Sie das richtige ist, dann nehmen Sie es von Anfang an parallel dazu ein. Dabei ist es wichtig, die Mittel getrennt in den Mund zu nehmen und zu lutschen. Bitte nehmen Sie die Mittel auch getrennt ein, wenn Sie diese in Wasser auflösen.

Stabilisierungsmittel. Das dritte Mittel, das Stabilisierungsmittel, wird entweder wieder einige Tage später zum Haupt- und Zusatzmittel hinzugenommen, sodass also drei Mittel parallel – aber nicht gleichzeitig im Mund! – eingenommen werden. In manchen Fällen ist es aber auch so, dass zunächst das Haupt- und Zusatzmittel einige Wochen parallel eingenommen wird, bevor dann erst anschließend das Stabilisierungsmittel zur Anwendung kommt. Damit soll der bereits erzielte Behandlungserfolg aufrechterhalten werden.

Wenn die Möglichkeit zur Innenschau besteht, dann setze ich das Stabilisierungsmittel lieber abschließend einzeln ein, um die Wahrnehmung der Wirkung zu ermöglichen, denn immer wenn ein Mittel allein genommen wird und das Symptom sich verbessert, dann kann man – unabhängig von wissenschaftlichen Forschungen – sicher sein, dass es das passende Mittel ist.

Folglich gibt es also bei der Einnahme und Behandlung von Symptomen eine Zeit, in der zwei oder drei Mittel parallel eingenommen werden und dann wieder Phasen, in denen nur ein Mittel eingenommen wird. Wichtig ist, die angegebene Dauer einzuhalten, um einen bleibenden Effekt

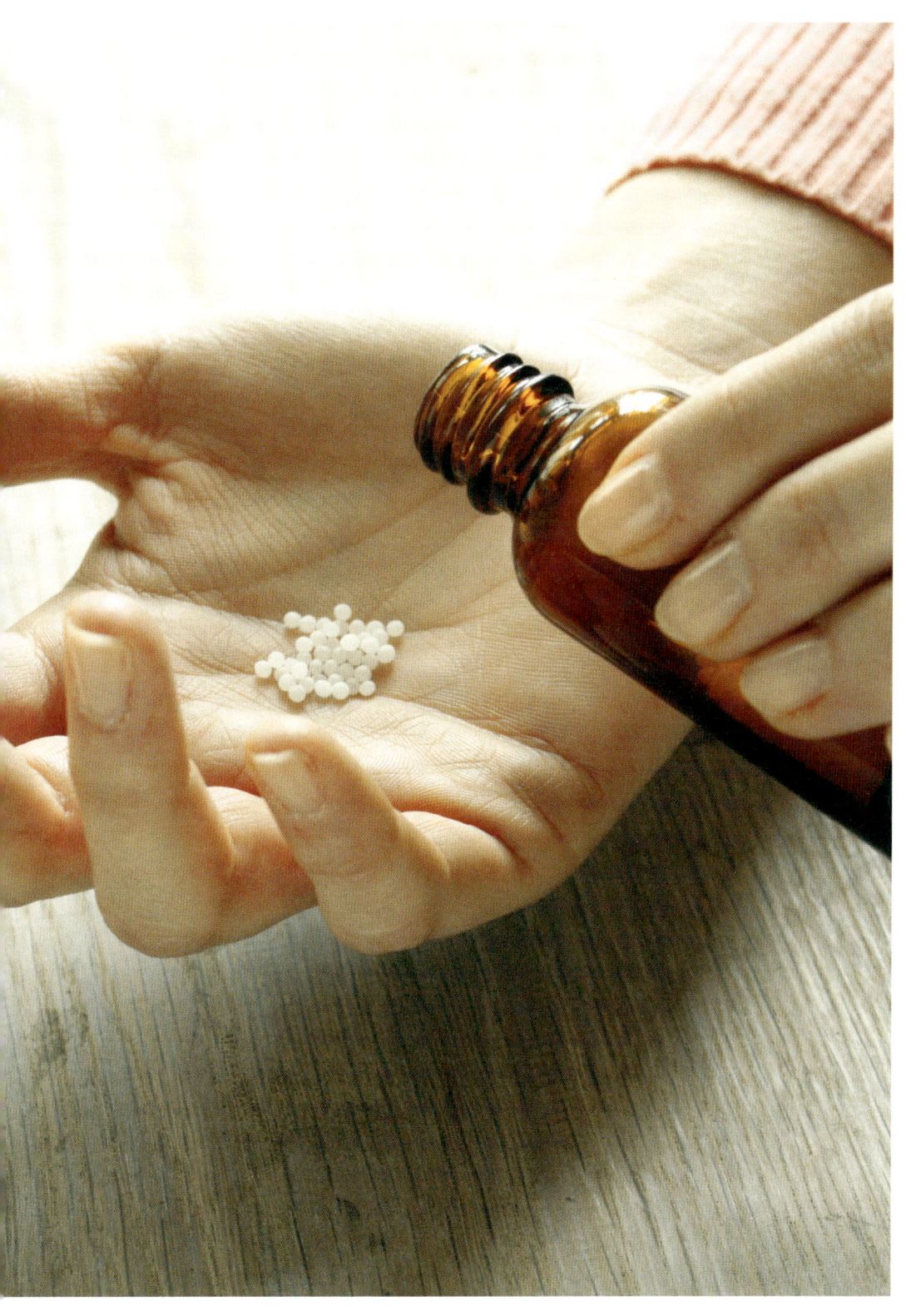

zu erzielen. Es ist bei langjährig bestehenden Symptomen möglich, das Programm nach der angegebenen Zeit noch einmal zu wiederholen. Sollte dabei ein Mittel für mehrere Monate angegeben sein, werden die anderen einfach immer wieder parallel dazu eingenommen.

Wichtige Regeln zur Einnahme

Wahl der Potenz. Bei der Kombination beider Methoden ist es wichtig, einige Regeln zu beachten. Sowohl Globuli als auch Tabletten werden für die Selbstbehandlung in der Potenz D6 oder D12 eingesetzt, manchmal noch tiefer, also D2 oder D3. Es gibt in diesem Buch wenige Indikationen, bei denen Arzneien in mittleren Potenzen empfohlen werden. Sie sind die Ausnahmen, die die Regel bestätigen.

Bitte wählen Sie die angegebenen Potenzen für die Einnahme. Sollten Sie statt einer D6 einmal nur eine D12 zur Hand haben, sind diese austauschbar. Genauso können Sie umgekehrt statt einer D12 eine D6 nehmen. Der Unterschied ist hier nicht so dramatisch. Anders ist es, wenn deutlich niedrigere Potenzen angegeben sind, wie zum Beispiel D2 oder D3. Dann sollten sie auf jeden Fall die angegebene Potenz einsetzen.

Nur wenige Mittel. Hahnemann und Schüßler waren beide der Meinung, dass es am besten sei, nur ein Mittel einzunehmen, um eine Krankheit zu behandeln. Dies ist aber in der Selbstbehandlung und bei komplexen Krankheitsbildern oder mehreren gleichzeitigen Symptomen schwierig. Trotzdem sollte das Prinzip »so wenig wie möglich, so viel wie nötig« sein. So kann man die Wirksamkeit der einzelnen Arznei besser beobachten.

Art der Einnahme. Prinzipiell werden die Tabletten (Schüßler-Salze) und die Globuli (homöopathische Mittel) immer im Mund aufgelöst und nicht einfach geschluckt wie man es von herkömmlichen Medikamenten kennt.

Es gibt eine Anzahl »heißer Getränke«; es handelt sich dabei immer um Schüßler-Salze. Als Hinweis für die entsprechende Nummer steht dann »heiße 9« oder »heiße 4« dabei. Es werden jeweils 10 Tabletten des Schüßler-Salzes in warmem Wasser aufgelöst und schluckweise getrunken. Es ist wirklich wichtig, jeden Schluck einen Moment lang im Mund zu behalten, damit die Wirkstoffe optimal über die Mundschleimhaut aufgenommen werden können.

Einschränkungen bei der Einnahme. Bei homöopathischen Mitteln gibt es viele Hinweise und Einschränkungen, die beachtet werden sollen, wenn man sich damit behandeln möchte, wie z. B. keinen Kaffee zu trinken, Pfefferminze zu meiden oder auch keinen Metalllöffel zum Umrühren zu verwenden. Bei den Schüßler-Salzen sind derlei Maßnahmen nicht beschrieben. Genau genommen gilt das Prinzip mit dem Metalllöffel auch nicht mehr, denn zu Hahnemanns Zeiten bestand das Besteck aus Silber oder Aluminium – beides sind eigene homöopathi-

> **BEISPIEL**
>
> **Eindeutige Informationen**
>
> Wenn man einen Kiesel ins Wasser wirft, dann formt er schöne, größer werdende Kreise. Wirft man viele Steine gleichzeitig ins Wasser, gibt es ein verwackeltes, unklares Bild. Übertragen auf den Körper bedeutet das: wenn man nur wenige Mittel einsetzt, bekommt der Körper eine klare Information, was er tun soll.

sche Mittel. Daher vermutete Hahnemann eine mögliche Kreuzreaktion, die sein Behandlungsergebnis beeinflusst hätte. Heute besteht unser Besteck aber aus einer Legierung verschiedener Metalle, was kein homöopathisches Mittel ist. Der Hinweis, auf bestimmte Substanzen zu verzichten bezieht sich eher auf die Behandlung mit hohen Potenzen bei einem klassischen homöopathischen Behandler.

Reihenfolge der Behandlung

Wenn nun eine Reihe von Beschwerden oder Symptomen besteht, ist man sich manchmal unklar, welche Beschwerde man zuerst behandeln soll. Vielleicht geht es Ihnen so, dass Sie mehrere der im Buch genannten Symptome haben. Wie gehen Sie dann vor?

Sie wählen das Symptom aus, das die größten Beschwerden verursacht und Ihr Gesamtbefinden (auch emotional) am meisten beeinträchtigt. Wählen Sie die entsprechende Mittelabfolge anhand der Indikationsliste aus und behandeln Sie dieses Symptom gemäß der Anleitung zuerst. Achten Sie bitte darauf, die Mittel weder im Mund noch im Glas zu vermischen, sondern einzeln wie beschrieben einzusetzen. Die Erfahrung der Kombination von homöopathischen Mitteln und Schüßler-Salzen zeigt, dass andere Symptome ebenfalls verschwinden können, obwohl man gar nichts gezielt dagegen unternommen hat. Daran kann man erkennen, dass beide Methoden wirklich ganzheitlich wirken. Wenn der Körper wieder ins Gleichgewicht kommt, dann verschwinden auch Beschwerden, die möglicherweise nur aus einem Ungleichgewicht heraus entstanden sind, ohne dass man gezielt dagegen vorgehen muss.

Sollte ein Symptom trotz der ganzheitlichen Behandlung weiter behandlungsbedürftig sein, wählt man nach Abschluss

> **BEISPIEL**
>
> **Was plagt am meisten?**
>
> Stellen Sie sich vor, Ihnen würde am Abend auf dem Heimweg eine Zauberfee begegnen. Es darf auch ein Zauberer sein. Wenn nun diese Fee oder der Zauberer Ihnen vorschlagen würde, ein Symptom wegzuzaubern: Welches würden Sie sofort hergeben? Oder anders herum gefragt: Welches ist das Symptom, das Sie am schlimmsten plagt?

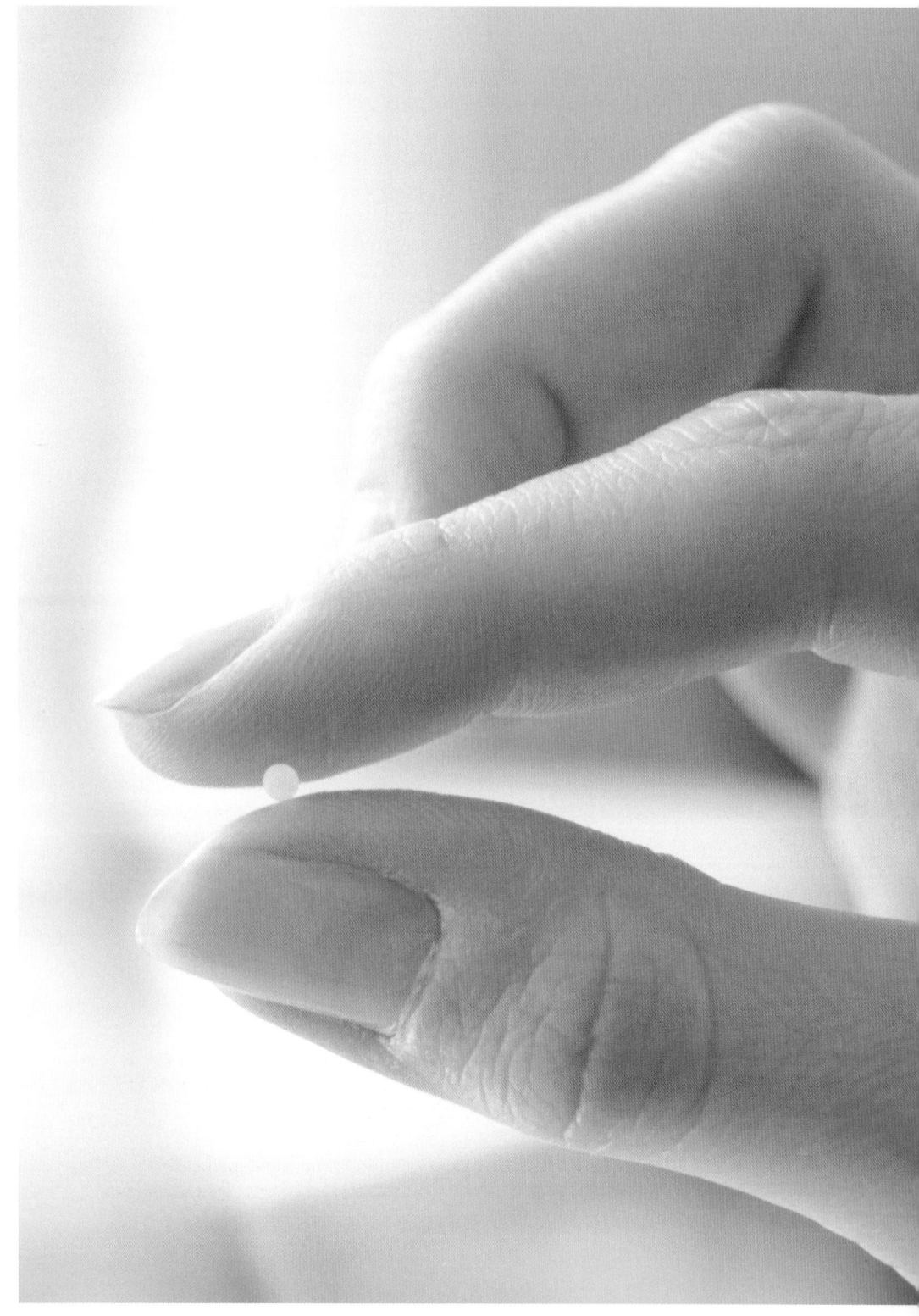

der Behandlung des ersten Symptoms die passende Mittelkombination aus. Sollte beim ersten Symptom ein Mittel für mehrere Monate oder ein Jahr angegeben sein, so nimmt man dieses weiter und kombiniert es nach etwa acht bis zwölf Wochen mit den Mitteln für das zweite Symptom. So gewinnt man seine eigenen, individuellen Kombinationen, die den körperlichen Bedürfnissen unmittelbar entsprechen. Denn das Wirkprinzip der Kombination von Homöopathie und Schüßler-Therapie bedeutet, den Körper in Balance zu bringen, also etwas für ihn zu tun, statt etwas gegen eine Krankheit zu unternehmen.

Auswirkungen und Wechselwirkungen auf herkömmliche Medikamente

Es gibt keine wissenschaftlich nachgewiesene Wechselwirkung von homöopathischen Mitteln, Schüßler-Salzen und chemisch hergestellten Arzneimitteln. Die Praxis zeigt jedoch, dass beide Methoden Einfluss haben. Wie kann man dies erklären?

Häufig liegt einem Symptom eine Mangelsituation (Schüßler-Therapie) oder eine Fehlsteuerung (Homöopathie) zugrunde. Wenn die Ursache für dieses Symptom durch einen Impuls an den Körper aufgelöst wird, dann muss das Symptom besser werden und bestenfalls völlig verschwinden. Dann ist es sinnvoll, die Einnahme und Dosis einer chemischen Substanz, die zur Behandlung des Symptoms eingesetzt wurde, zu überprüfen. Sofern der Arzt einen Blutspiegel messen kann, ist die Anpassung des Medikaments problemlos.

Woher weiß man, wann eine Besserung eingetreten ist? Bei akuten Beschwerden erkennt man es ganz einfach daran, dass im optimalen Fall das Symptom rasch verschwunden und eine Einnahme von Medikamenten gar nicht erst nötig ist.

Bei chronischen Erkrankungen sieht dies etwas anders aus. Man erkennt eine Besserung des Symptoms zum Beispiel daran, dass weniger schmerzstillende Medikamente eingenommen werden müssen. Dabei sollte man auf eine langsame Reduzierung achten und auf jeden Fall den verschreibenden Arzt informieren, denn nicht jedes Mittel kann man einfach so absetzen. Der Körper hat sich möglicherweise über Jahre an die Substanz gewöhnt. Es empfiehlt sich ein langsames Vorgehen durch eine allmähliche Reduzierung der Dosis. Ihr Arzt wird Sie hierzu beraten.

Dass ein Medikament nicht mehr gebraucht wird, zeigt sich jedoch manchmal auch in negativen Reaktionen. Es wird immer wieder berichtet, dass nach einiger Zeit der Einnahme von homöopathischen Mitteln oder Schüßler-Salzen »plötzlich« ungewohnte Beschwerden auftauchen.

Häufig sind das Kopfschmerzen, Hautreaktionen, Verdauungsprobleme oder Kreislaufbeschwerden. Wenn man nun auf die Liste der Nebenwirkungen des Medikaments schaut, findet man das Symptom dort u. U. aufgelistet. Dieses Symptom sendet der Körper folglich als Botschaft, dass er die ursprünglich eingenommene, chemische Substanz nicht mehr in der bisherigen Dosierung benötigt.

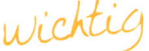

> Bitte sehen Sie davon ab, Ihre gewohnten Medikamente im »Hauruck«-Verfahren abzusetzen. Sie tun sich und der Naturheilkunde damit keinen Gefallen! Bei einigen Medikamenten ist ein »Ausschleichen« notwendig, das von Ihrem Arzt beobachtet und begleitet werden muss.

Daher ist es als Zeichen eines Behandlungserfolgs der eingenommen Kombination zu werten. Damit dieses neue Symptom, das aus einer Überdosierung entsteht, verschwinden kann muss natürlich die chemische Substanz, die Medikation angepasst werden. Auch in diesem Fall sollten Sie den behandelnden Arzt wieder informieren, da er der Fachmann für die Medikamente ist, die er Ihnen verschrieben hat. Sollte eine Labormessung möglich sein, gibt diese auf jeden Fall eindeutige Hinweise. Aus der Zusammenarbeit von Haus- oder Fachärzten und naturheilkundlich tätigen Therapeuten bestätigt sich immer wieder, dass Schüßler-Salze und homöopathische Mittel tatsächlich eine geeignete Komplementärmedizin sind, um schulmedizinische

BEISPIEL

Körperbotschaften

Wie soll Ihnen Ihr Körper mitteilen, dass er ein Medikament nicht mehr in der bisherigen Dosierung braucht? Schließlich kann er Ihnen ja keine E-Mail schreiben. Daher kommuniziert er auf seine Weise: Er zeigt »plötzlich« Nebenwirkungen, seitdem Sie die homöopathischen Mittel oder die Schüßler-Salze einnehmen.

Behandlungen und Medikamenteneinnahmen zu unterstützen. Sie können dazu beitragen, dass die Nebenwirkungen von Medikamenten reduziert werden können oder die Medikamente selbst seltener eingesetzt werden müssen.

Hilfe durch einen homöopathischen Fachmann. Manchmal muss man allerdings feststellen, dass homöopathische Mittel oder Schüßler-Salze die »Mauer« der chemischen Substanzen nicht durchdringen können. Das heißt, es wird überhaupt kein Effekt festgestellt. Das Symptom bleibt unverändert. In dieser Situation kann ein homöopathisch fachkundiger Behandler trotzdem einen Erfolg erzielen, denn dann sind lediglich die Grenzen der Selbstbehandlung erreicht. Manchmal sind Krankheitsursachen oder Symptome wirklich sehr komplex oder liegen Jahrzehnte lang zurück. Geben Sie die Hoffnung nicht auf und suchen Sie nach einem geeigneten Arzt oder Heilpraktiker in Ihrer Umgebung, der eine ausführliche Anamnese vornimmt und nach einem geeigneten Mittel sucht. Trotzdem könnten Sie in diesem Fall zumindest das Entsäuerungsschema einsetzen, denn alle herkömmlichen Medikamente bedeuten eine Säureüberlastung für den Körper.

Anwendung von mittleren und hohen Potenzen

Prinzipiell werden Schüßler-Salze nur in tiefen Potenzen hergestellt. Hier ist die Auswahl recht einfach: Bei der Nr. 1, Nr. 3 und Nr. 11 wird jeweils die D12, bei allen anderen Schüßler-Salzen die D6 genommen. Mittlere und hohe Potenzen werden nur bei homöopathischen Mitteln hergestellt. Man spricht bei »tiefen oder niederen Potenzen« von homöopathischen Mitteln, die bis zur Stufe D6 oder D12 potenziert wurden. Das heißt die Ursprungssubstanz wurde sechs bzw. zwölf Mal verschüttelt oder verrieben und verdünnt.

Eine niedrige oder tiefe Potenz ist genauso wirksam wie eine hohe Potenz – nur muss sie häufiger eingenommen werden. Schüßler-Salze werden nur in niederen Potenzen hergestellt.

Mittlere Potenzen. Eine »mittlere Potenz« wäre z. B. die Angabe »C30«. Hier wurde der Prozess des Verdünnens und Verschüttelns also noch häufiger vorgenommen, was die Wirkung verstärkt. Wenn man so eine Potenz einsetzten möchte, muss man beachten, dass das Mittel anders dosiert wird. Je nach Alter werden 5 Globuli für Erwachsene oder 3 Globuli für Kinder einmalig eingenommen. Dann wartet man ab, ob eine erneute Gabe notwendig ist. Möglicherweise ist dies erst nach Stunden oder am nächsten Tag der Fall. Manchmal aber auch erst nach einigen Tagen oder Wochen. Auf jeden Fall wird eine erneute Gabe nur eingenommen, wenn das Symptom wieder aufgetreten ist, nicht einfach nur so zur »Sicherheit«. Denn man muss bereits ab der mittleren Potenz mit einer Erstverschlimmerung rechnen, d. h. es könnte sein, dass das unerwünschte Symptom für einige Tage schlimmer wird, bevor es verschwindet. Dabei könnten auch andere, unbekannte Symptome vorkommen. Diese plötzlichen oder verstärkt auftretenden Beschwerden kann ein ausgebildeter Behandler aufgrund seiner Ausbildung und der Fachliteratur gut einschätzen und begleiten. Daher sollte schon ein Mittel in der Potenz C30 mit Bedacht ausgewählt und äußerst vorsichtig eingesetzt werden.

Ausnahmen. Eine Ausnahme davon stellt Aconitum dar, das nach einem Schock, bei Nackenbeschwerden, Schlafstörungen, Tinnitus und innerer Unruhe in einer hohen Potenz zur Anwendung kommt. Es löst keine Erstverschlimmerung aus und stellt daher eine Ausnahme dar, die die zuvor genannte Regel bestätigt. Eine weitere Ausnahme ist Chamomilla. Hier empfehle ich ebenfalls häufig die mittlere Potenz, da der emotionale Aspekt des

Mittels, nämlich Wut und (Jäh-)Zorn, in dieser Potenz besser angesprochen wird. Dies ist vor allem bei Säuglingen mit Dreimonatskoliken oder Zahnungsbeschwerden angezeigt. Besonders Schreikinder, die nicht zu beruhigen sind und für Vater oder Mutter zur Belastungsprobe werden, sprechen wunderbar auf Chamomilla in dieser Potenz an.

Einmalige Gabe. Aber auch hierbei ist es wichtig, dass das Mittel nur einmalig gegeben wird. Man setzt 2 Globuli für Kleinkinder und Säuglinge ein und wartet, bis das Symptom, also das Schreien, erneut auftritt. Dies kann Wochen oder Monate dauern, in manchen Fällen war eine einmalige Gabe ausreichend. Einmalig bedeutet wirklich »einmalig« und nicht »einmal täglich«! Kinder sind hier ein guter Wegweiser. Wenn man die mittlere Potenz bei ihnen einsetzt, wollen sie gar keine weitere Gabe einnehmen. Sie haben unterbewusst schon verstanden, dass das Mittel noch wirken muss und durch eine erneute Einnahme der Wirkmechanismus nur gestört werden würde.

Viele erfahrene Homöopathieanwender haben Arnika unterwegs immer dabei, wenn sie homöopathisch ausgerichtet sind. Für sie ist es dann manchmal mühsam, viertelstündlich die Globuli zu geben oder einzunehmen. So könnte man in diesem Fall Arnika in der C30 einmalig einsetzen und beobachten, wann und ob eine weitere Gabe nötig ist. Oft reicht eine einmalige Gabe, selten ist eine zweite Dosis am nächsten oder übernächsten Tag nötig, kann jedoch bei Bedarf eingesetzt werden. Hier sind der Schmerz und das Zerschlagenheitsgefühl das Leitkriterium, das auf eine weitere Gabe hinweist. Da Arnika ein typisches Mittel für ältere Menschen mit Zerschlagenheitsgefühl und Gliederschmerzen ist, kann man ebenfalls statt der täglichen Einnahme auf eine wöchentliche Einnahme in der Potenz C30 umstellen. Gerade wenn viele Medikamente eingenommen werden müssen, besteht wenig Motivation, noch die Globuli mehrfach täglich einzunehmen. Dann kann Arnika einmal wöchentlich in der C30 je 5 Globuli gute Dienste leisten.

Bei all diesen genannten Mitteln – Aconitum, Chamomilla und Arnika ist in den oben genannten Beispielen keine Erstverschlimmerung zu erwarten. Bei allen anderen homöopathischen Mitteln muss jedoch ab der Potenz C30 wirklich mit einer Erstverschlimmerung gerechnet werden. Daher rate ich von der Einnahme in der mittleren Potenz für den Hausgebrauch ab.

wichtig

Im Internet wird so manches über homöopathische Mittel geschrieben und es werden immer wieder abenteuerliche Empfehlungen für hohe Potenzen gegeben. Es ist daher wirklich ratsam, homöopathische Arzneimittel und Schüßler-Salze in der Apotheke zu kaufen, wo Sie eine gute Beratung bekommen. Fragen Sie nach dem fachmännisch ausgebildeten Personal, das Ihnen die richtige Potenz für Ihr individuelles Symptom empfehlen und bei der Mittelauswahl helfen kann!

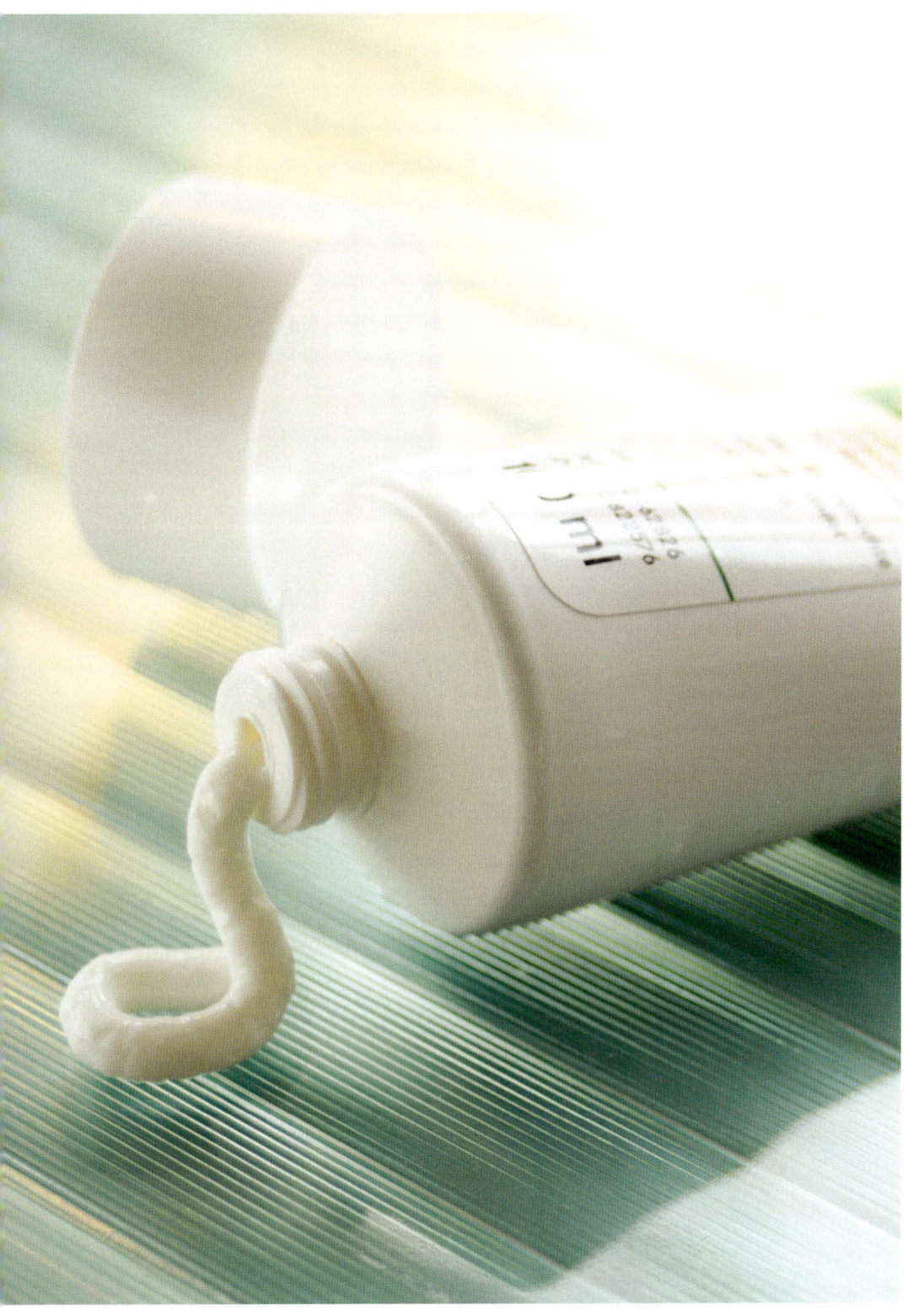

Hohe Potenzen. Auch »hohe Potenzen«, die also noch länger verschüttelt, verrieben und verdünnt wurden, sind stark wirksam und können zu einer heftigen Erstreaktion führen. Aus diesem Grund sollten hohe Potenzen, wie z. B. C200 nur von einem erfahrenen Arzt oder Heilpraktiker verabreicht werden, der den Verlauf begleitet und mit dem man Rücksprache halten kann. Hohe Potenzen sind in der Selbstbehandlung ein Kunstfehler. Wenn man einen Behandler hat, den man um Rat fragen kann und der die entsprechenden Mittel empfiehlt, ist es natürlich eine andere Situation.

»Die Dauer trägt die Last.« In der Schulmedizin ist es üblich, bei starken Symptomen, heftigen Schmerzen oder chronischen Erkrankungen ein Präparat mit einem hohen Gehalt des entsprechenden Wirkstoffes anzuwenden. Das heißt, auf der Packung steht eine hohe Zahl, die die Stärke der Wirksamkeit angibt. Nun besteht die Neigung, wenn man ein stark wirksames homöopathisches Mittel möchte, dass man auch eines mit einer hohen Zahl, d. h. eben in einer hohen Potenz auswählt, um einen schnellen Effekt zu erreichen. Dies ist jedoch ein Fehler, denn der Gedanke »viel hilft viel« ist nicht auf die Homöopathie oder die Schüßler-Therapie übertragbar. Es müsste eher heißen »die Dauer trägt die Last«, was bedeutet, dass man ein Mittel in einer tiefen Potenz einfach länger und vor allem konsequent einnehmen muss, um den erwünschten lindernden Effekt zu erzielen.

Äußerliche Anwendung

Sowohl aus homöopathischen Mitteln als auch aus den Schüßler-Salzen werden industriell gefertigte Salben hergestellt. Für die Hausapotheke sind Arnika-Gel oder Calendula-Salbe geläufig, es gibt aber auch andere homöopathische Salben z. B. bei Allergien oder gegen Juckreiz der Haut. Wegen der guten Wirksamkeit empfehle ich in meiner Praxis jedoch besonders gern die Schüßler-Salben.

Es gibt für jedes Funktionsmittel eine entsprechende Salbe, die bei folgenden Zeichen lokal eingesetzt werden kann:

Schüßler-Salbe	Anwendungsgebiet
Nr. 1 Calcium fluoratum	bei Narbenwülsten, Hornhaut, Schrunden, Nagelverwachsungen. Bei Schwangerschaftsstreifen, lederner Haut, eingegrabenen Falten und tiefen Furchen, schwachem Bindegewebe, Hauterschlaffung, Krampfadern, Venenschwäche. Bei mäßig ausgeprägten Symptomen empfiehlt sich die Lotio für den täglichen Gebrauch.

Schüßler-Salbe	Anwendungsgebiet
Nr. 2 Calcium phosphoricum	bei nicht heilenden Wunden, bei Knochenbrüchen als Ergänzung oder Abschluss einer konventionellen Behandlung, Osteoporose
Nr. 3 Ferrum phosphoricum	bei allen akut-entzündlichen Geschehen, blauen Flecken, Verstauchungen, Kapselriss, Muskelverletzungen
Nr. 4 Kalium chloratum	Couperose, Besenreißer, dunkel-livide verfärbte Vernarbungen von früherer Akne (plus Nr. 1)
Nr. 6 Kalium sulfuricum	Wunden mit zitronenfarbiger Verfärbung (sehr oft bei Schürfwunden von Kindern), gelb-schmierige Wundbeläge (nur auf den Wundrand aufbringen), chronische Bronchitis, »verstockte« Nebenhöhlenentzündungen
Nr. 7 Magnesium phosphoricum	Verspannungen, Nackenverspannungen, Nackenmassage, Fußmassage, kalte Füße durch Anspannung, Einschlafstörungen, bei Schmerzen und Krämpfen, Zerrungen, knotiges Gewebe (Fibromyalgie, plus Nr. 1)
Nr. 8 Natrium chloratum	großporige Haut (als Nachtcreme, 2–3 x pro Woche), Ödeme, Schwellungen, nässende Hautreaktionen, die nicht abheilen wollen, Unterschenkelgeschwüre (plus Nr. 4), trockene Nase oder Mundwinkel, Gelenkergüsse, teigige Schwellung im Bereich von Gelenken
Nr. 9 Natrium phosphoricum	bei Akne, unreiner Haut als Nachtcreme oder lokal
Nr. 10 Natrium sulfuricum	aufgeweichtes Hautgewebe, das nicht abtrocknen kann (Hautfalten), Hautpilz. Vorsicht: Wenn das Gewebe offen ist, kann die Salbe nicht mehr direkt aufgetragen werden. Dann können Tabletten in warmem Wasser aufgelöst und die Hautstellen damit benetzt werden.
Nr. 11 Silicea	bei Eiterpickeln, Abszessen, Panaritium, Fisteln, zur Fremdkörperentfernung, z. B. Stachel. Lotio für trockene Haut, Pergamenthaut, Knitterfältchen, Schuppenflechte, Psoriasis
Nr. 12 Calcium sulfuricum	bei chronischen Gelenkerkrankungen als Salbenumschläge, Altersflecken

> **TIPP**
>
> **Hilfe bei offenen Wunden**
>
> Probieren Sie feuchte Umschläge mit aufgelösten Schüßler-Salz-Tabletten aus, falls Sie einmal eine großflächige offene Wunde haben. Wählen Sie das richtige Salz je nach Wundsekret und Färbung aus. Sie können bei der äußerlichen Anwendung auch zwei verschiedene Salze mischen. Bei frischen Schürfwunden empfehlen sich feuchte Umschläge mit der Kombination von Nr. 3 und Nr. 11, von denen jeweils 10 Tabletten lauwarm aufgelöst werden.

Dosierung der Salben. Bezüglich der Dosierung sollte die Salbe je nach Ausprägung des Symptoms mind. einmal täglich angewendet werden, am besten abends, dann kann sie über Nacht gut wirken. Bei mittelschweren Symptomen empfiehlt sich eine zweimalige Anwendung, also morgens und abends und bei wirklich ausgeprägten Symptomen kann jede Salbe auch mehrfach täglich eingesetzt werden. Im Gegensatz zur Einnahme der Tabletten, wo eine strikte Trennung der Mittel bei der Einnahme empfohlen wird, kann man Salben auch gut auf der Handfläche vor dem Auftragen mischen. Bitte bedenken Sie, dass Salben nicht auf offene Wunden aufgebracht werden dürfen!

Resonanz

Resonanz bedeutet lateinisch widerhallen (resonare) und steht für eine Reaktion auf einen Impuls. In der Regel stellt man zwischen der Einnahme von homöopathischen Mitteln und Schüßler-Salzen und der Reaktion des Organismus eine Wechselbeziehung fest. Man nimmt das Mittel ein und spürt eine Reaktion.

Schulmedizinisch werden gern messbare Werte oder Diagnoseinstrumente eingesetzt, damit man das ganz genau sehen kann. In der Naturheilkunde ist dies häufig nicht möglich, weil es noch keine entsprechenden Messinstrumente gibt. Trotzdem ist in den meisten Fällen eine Resonanz erkennbar. Zum einen verschwinden die Symptome oder sie werden deutlich besser. Man spricht dann von »Erfahrungsmedizin«.

Geduld. Manchmal ist es jedoch so, dass ein Symptom nicht so schnell verschwindet, wie man es sich wünscht. Gelegentlich ist man geneigt, sich sehr auf das Symptom, das man nicht mehr haben möchte, zu konzentrieren und daran die Wirksamkeit eines Mittels zu beurteilen. Doch vielleicht ist gerade dieses Symptom eines, das viel Zeit braucht oder das nur vorsichtig auf die Behandlung reagiert. Gerade beim Einsatz der Schüßler-Salze Nr. 1 und Nr. 11, mit einer Einnahmedauer von einem Jahr, ist natürlich viel Geduld erforderlich. Doch wenn schon der Schmerz nicht mehr so vernichtend oder dauerhaft ist, ist schon vieles gewonnen, auch wenn das Gelenk z. B. noch nicht wieder ganz gesund ist.

Inspektion der seelischen Befindlichkeit. Wenn man wirklich unsicher ist, ob sich etwas verändert hat oder nicht, ist es sinnvoll, einmal den ganzen Körper innen wie außen zu inspizieren und ganz gezielt zu schauen, ob sich etwas Unerwartetes verändert hat. Häufig sind Beschwerden besser geworden, die man gar nicht bewusst wahrgenommen hat. Manchmal ist ein Begleitsymptom besser geworden, für das man das Mittel aber gar nicht eingesetzt hat. Auch seelische Befindlichkeiten geben einen eindeutigen Hinweis, wenn das Mittel wirkt. Von einem Patienten, der unter starker Medikation stand und der dadurch »nicht mehr er selbst war«, wurde mir nach einer Woche berichtet, er habe seit Monaten oder Jahren zum ersten Mal wieder gelächelt. Das ist eine eindeutige Resonanz, sogar eine gute! Wenn man spürt, dass man nicht mehr so gereizt oder ungeduldig ist oder Phasen der Melancholie und Trauer längst nicht mehr so tief greifend oder erdrückend, sondern ein bisschen leichter geworden sind, ist das eine Bestätigung, dass man die Mittelkombination weiter für die angegebene Dauer einnehmen sollte.

All diese Aspekte sollten in der Beurteilung der Wirkung eines homöopathischen Mittels oder Schüßler-Salzes betrachtet werden. Auch wenn die Kombination von beiden Methoden einen stärkeren und schnelleren Effekt aufweist, ist manches Mal Ausdauer erforderlich und es ist gut, wenn eine Veränderung die Sicherheit gibt, dass man auf dem richtigen Weg ist.

Laborwerte. Natürlich ist es auch möglich, anhand von abweichenden Laborwerten eine Resonanz auf die Behandlung festzustellen. Wenn die Laborwerte nach einigen Wochen deutlich besser oder sogar wieder im Normbereich sind und man hat eine Kombination von homöopathischen Mitteln und Schüßler-Salzen eingenommen, dann darf man davon ausgehen, dass die Mittel genau die Wirkung gezeigt haben, die man sich gewünscht hat.

In diesem Sinne wünsche ich Ihnen viel Erfolg und ein gutes Gelingen mit der kombinierten Anwendung von Schüßler-Salzen und homöopathischen Mitteln und wünsche Ihnen vor allem eine gute Resonanz bei allem, was Sie tun!

> **BEISPIEL**
>
> **»Gott und den Schüßler-Salzen sei dank ...«**
>
> Eine Patientin schrieb mir von einem Aufenthalt im Kloster folgende Zeilen: »Die Schüsslers neben mir, die Sonne strahlend über mir, das leckere Frühstück in mir und das feierliche Morgengebet mit kleiner Messe hinter mir, ja so ist mein heutiges Dasein um 9:25 Uhr im Kloster! Sie werden Ihren Anrufbeantworter abgehört haben, der meine frohe Botschaft verkündete, dass es mir deutlich besser geht.«

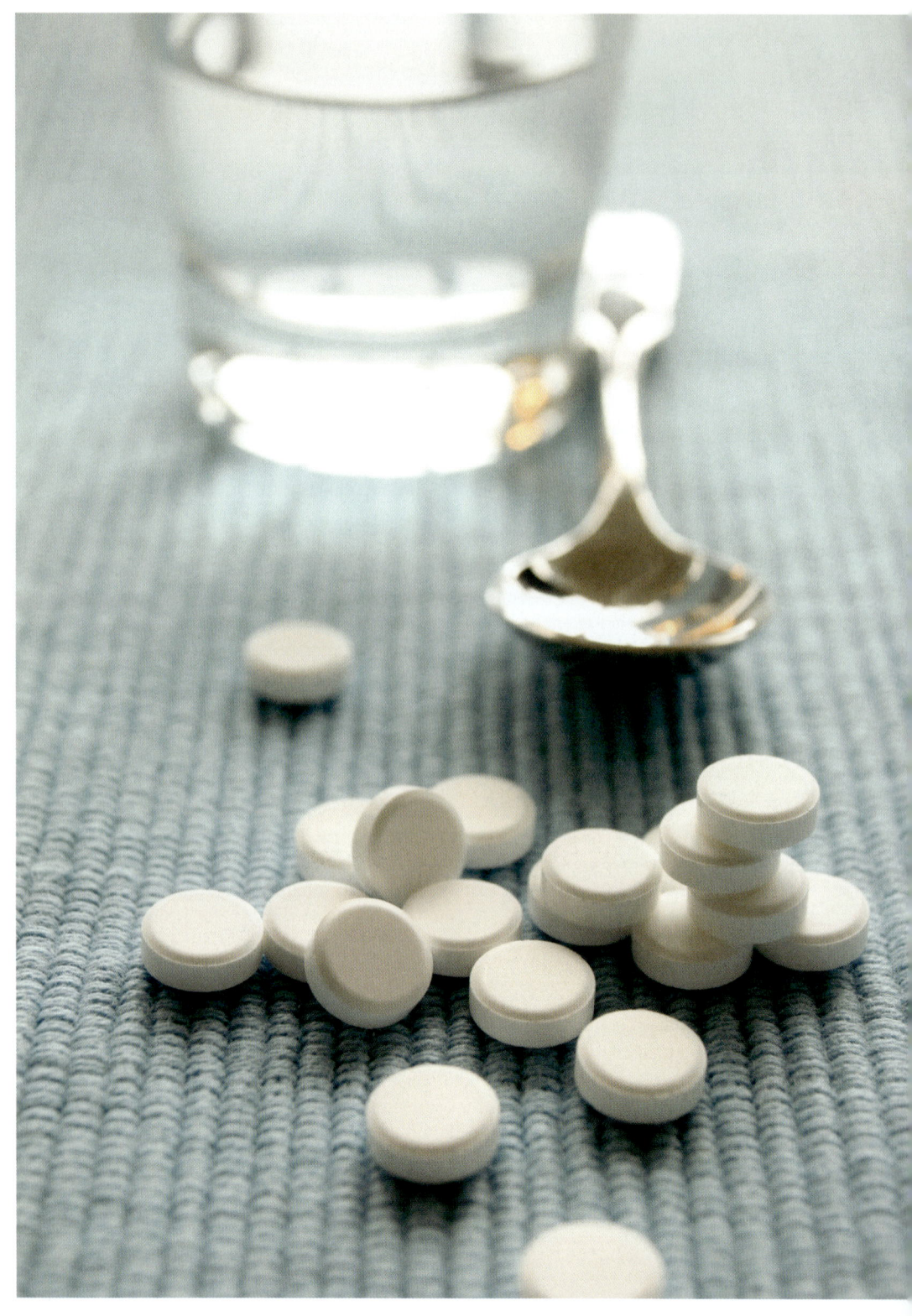

Praxisteil

Im folgenden Praxisteil sind 50 Beschwerden in alphabetischer Reihenfolge aufgeführt. Diesen ist jeweils ein Behandlungsschema mit entsprechend zusammengestellten Mittelkombinationen zugeordnet. Die Schemata ermöglichen Ihnen, die für Sie geeigneten Mittel in der richtigen Reihenfolge und über den richtigen Zeitraum einzunehmen.

Tipps und Hinweise für die sofortige Anwendung

Falls Sie im Moment keine Zeit haben, den Theorieteil zu lesen, sind im folgenden Abschnitt alle notwendigen Informationen in Kürze zusammengefasst. Wie Sie die Behandlungsschemata lesen, erfahren Sie auf der ersten Seite dieses Buches.

- Homöopathische Mittel (= Globuli) erkennen Sie an der Potenzzahl (z. B. D3, D6, D12).
- Für den Kauf des Mittels benötigen Sie zum Mittelnamen die genaue Angabe der Potenz, die Sie bei den entsprechenden Indikationen finden.
- Schüßler-Salze (= Tabletten) und Schüßler-Salben sind mit einer Nummer (Nr. 2, Nr. 5 etc.) angegeben.
- Für die Anwendung wählen Sie bei Nr. 1, 3 und 11 die Potenz D12, bei allen anderen Schüßler-Salzen die Potenz D6.
- Sowohl Globuli als auch Tabletten werden unter der Zunge aufgelöst.
- Bei »heißen Getränken« belässt man jeden Schluck für einen Moment im Mund.
- »Heiße Getränke« sind immer 10 Tabletten des angegebenen Schüßler-Salzes in einer halben oder ganzen Bechertasse, je nach Tageszeit. Variieren Sie die Trinkmenge, d. h. tagsüber eine ganze Tasse, abends eine halbe.
- Jedes Schaubild zeigt zuerst das Hauptmittel für die entsprechende Indikation. Es kann ein Schüßler-Salz oder ein homöopathisches Mittel sein.
- Das zweite Mittel wird als Zusatzmittel mit dem Hauptmittel kombiniert und eines davon gemäß den angegebenen Erklärungen ausgewählt. Nehmen Sie nur eines von beiden. Falls Sie mehr Informationen für Ihre Entscheidung brauchen, finden Sie diese jeweils auf der rechten Seite.
- Als Stabilisierungsmittel wird das dritte Mittel bezeichnet. Dies rundet die Wirkung von Hauptmittel und Zusatzmittel ab und kommt entweder zur gleichen Zeit oder spätestens nach Abschluss des Zusatzmittels zum Einsatz. Unabhängig von der zeitlichen Folge dient es der Stabilisierung des Behandlungserfolgs.
- Schüßler-Tabletten und Globuli sollten nie im Mund vermischt werden. Jedes Mittel ist im Abstand von wenigen Minuten separat einzunehmen.
- Nehmen Sie die Mittel möglichst so lange wie angegeben, auch wenn Ihre Beschwerden schon deutlich besser sind.
- Jede Kombination kann in genau derselben Reihenfolge wiederholt werden. Bei Symptomen, die seit Jahren bestehen, ist dies

Tipps und Hinweise für die sofortige Anwendung

häufig notwendig. Sollte ein Mittel für ein oder ein halbes Jahr eingesetzt werden, dann kann man die kürzer empfohlenen in regelmäßigen Abständen wieder für die angegebene Dauer parallel dazunehmen.
- Dosierung der Salben: Je nach Ausprägung des Symptoms mind. einmal täglich anwenden (möglichst abends). Bei ausgeprägten Symptomen kann jede Salbe auch mehrfach täglich eingesetzt werden. Sollten Sie unsicher sein, wie oft der Einsatz notwendig ist, dann beginnen Sie mit »häufiger« und reduzieren Sie die Anwendung je nach Erfolg.
- Salben dürfen nie auf offene Wunden oder offene Haut aufgetragen werden.
- Bei Kindern werden dieselben Mittelkombinationen eingesetzt, jedoch die Dosis variiert: 1 bis 3 Globuli je nach Alter beziehungsweise 1 Tablette von den Schüßler-Salzen. Säuglinge sollten keine Schüßler-Tabletten bekommen, da Aspirationsgefahr besteht. Bei ihnen kommen nur Globuli zum Einsatz.
- Jugendliche werden für die Dosierung nach ihrem Körperformat beurteilt: Sind sie schmal und zierlich, bekommen sie die Kinderdosis. Sind sie kräftig und robust, dann die Erwachsenendosis.

PRAXISTEIL

AD(H)S
Das Aufmerksamkeits-Defizit-(Hyperaktivitäts)-Syndrom ist eine immer häufiger gestellte Diagnose, die nicht nur Kinder und Jugendliche betrifft.

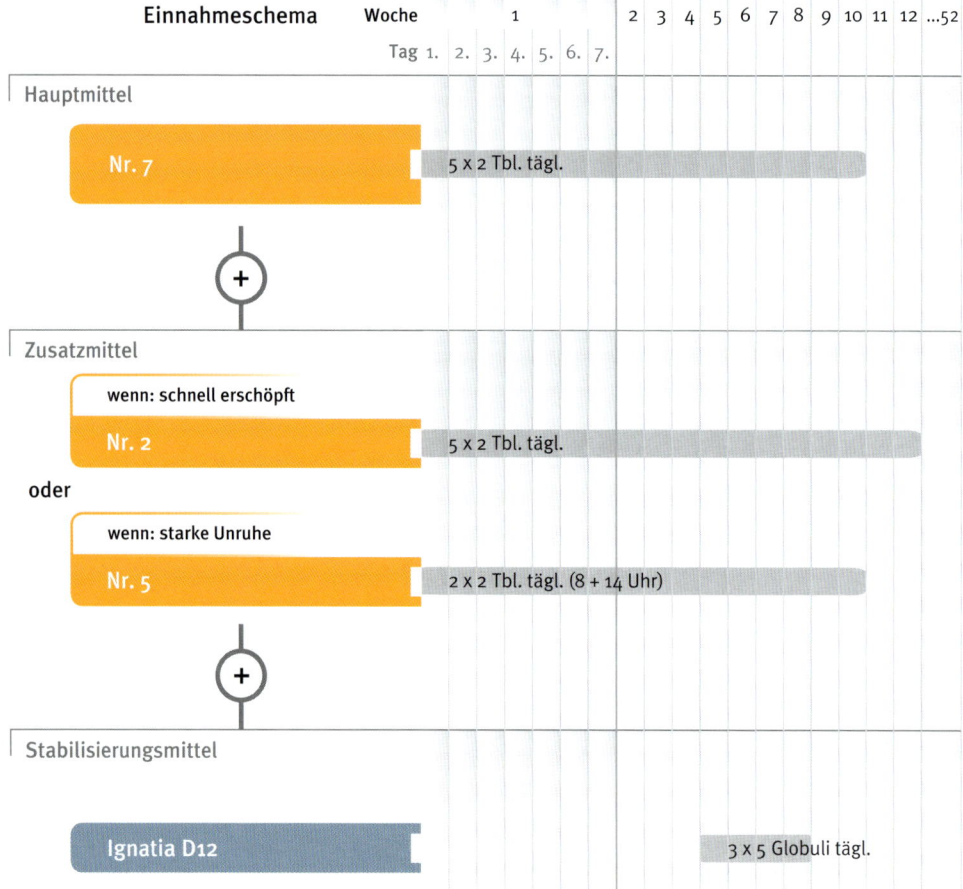

AD(H)S

Nr. 7 Magnesium phosphoricum ist das wichtigste Mittel beim Aufmerksamkeits-Defizit- und Hyperaktivitätssyndrom. Es ist eine wichtige Substanz für den Muskelstoffwechsel und für die Informationsübertragung vom Nerv auf den Muskel. Eine Störung dieses Informationstransports führt zu starkem Bewegungsdrang, Unruhe oder Anspannung. Ein eindeutiger Hinweis auf dieses Mittel sind rote Wangenverfärbungen, die wie aufgemalte Clowns-Wangen aussehen.

Nr. 2 Calcium phosphoricum bildet »Fleisch und Blut«, Knochen und Zähne. Die betroffene Person ist sehr schnell erschöpft und wenig belastbar, blass und tendenziell untergewichtig, schmal oder zierlich. Infektanfälligkeit, die Neigung zu Allergien, Wachstumsstörungen, Wachstumsschmerzen, Zahnbildungsstörungen sind eindeutige Hinweise auf einen Bedarf dieses Mittels.

Nr. 5 Kalium phosphoricum ist ein wichtiges Mittel für den Zellstoffwechsel im Gehirn. Die Betroffenen sind eher normalgewichtig oder leicht bis stark übergewichtig. Dunkle Augenringe – aussehend wie von Schlafmangel – oder Mundgeruch, weisen auf einen Bedarf hin. Weiterhin zeigen sich Erschöpfungssymptome, die mit Unruhe einhergehen. Starke geistige Beanspruchung, wie z. B. Schulunterricht, verstärkt die Symptomatik.

Ignatia D12 ist das Kummermittel der Homöopathie. Viele Betroffene, die die Diagnose AD(H)S bekommen, weisen Kummersituationen in der Anamnese auf. Das kann der Tod einer nahestehenden Person sein, aber auch die Trennung der Eltern oder von Freunden. Die Symptome, die der Kummer auslösen kann, sind vielfältig und reichen von Kopfschmerzen über Magenprobleme bis zu Schlafstörungen. Auffällig ist das Indiz, dass alle Symptome durch Essen gelindert werden. Daher entfaltet dieses Mittel vor allem bei »Kummeressern« seine volle Wirksamkeit. Bitte beachten Sie, dass dieses Indiz bei Medikamenteneinnahme häufig unterdrückt ist und Appetitlosigkeit auftritt.

Akne ist während der Pubertät ein häufiges Phänomen. Sie kann so stark sein, dass sie Narben hinterlässt. Bei Erwachsenen ist sie ein auffälliges Zeichen und kommt häufig im Mund- und Kinnbereich, aber auch auf dem Rücken- oder Brustbereich vor.

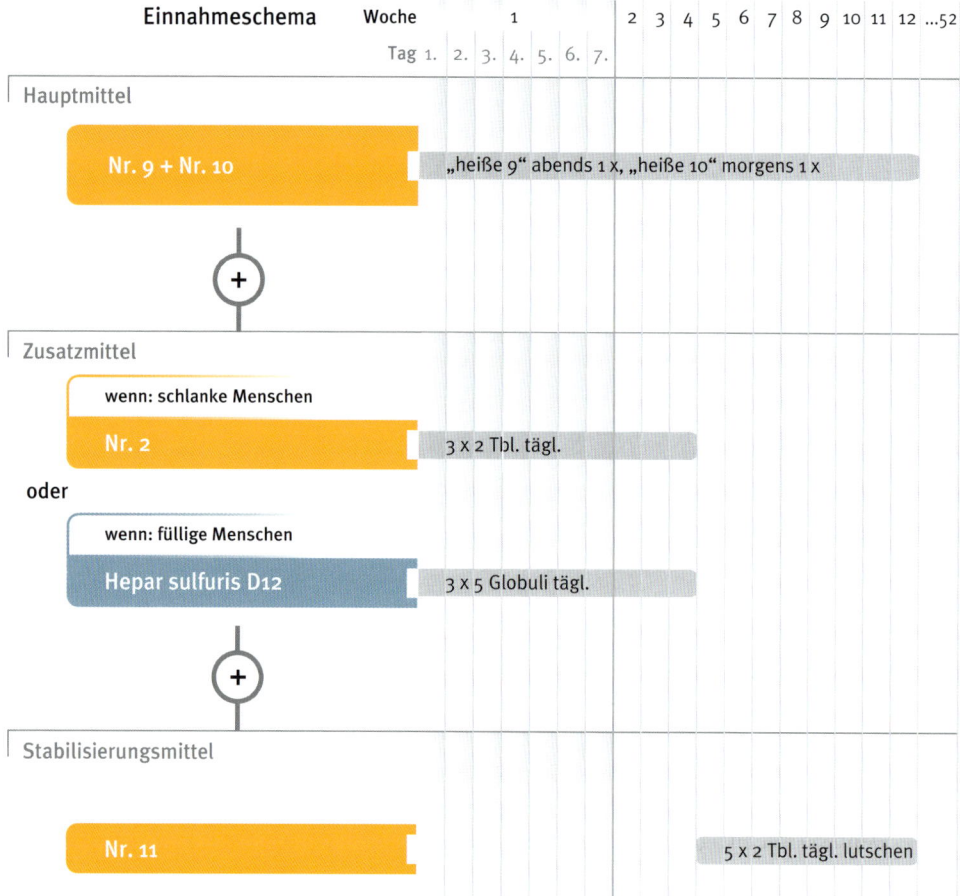

Akne

Nr. 9 Natrium phosphoricum ist das wichtigste Mittel gegen Übersäuerung (siehe S. 32). Akne und unreine Haut sind ein Zeichen für einen entgleisten pH-Wert, der oft durch Süßigkeiten noch verstärkt wird. Als »heiße 9« am Abend eingenommen, wirkt es neutralisierend, da die Körperzellen über Nacht einen starken Impuls erhalten.

Nr. 10 Natrium sulfuricum ist das Mittel für Unreinheiten im Körper, die über die Haut statt über die Entgiftungsorgane ausgeschieden werden. Nachdem die Säuren durch Nr. 9 gebunden wurden, ist es morgens notwendig, dass sie abtransportiert werden. Durch das Mittel Nr. 10 wird vor allem die Tätigkeit des Dickdarms angeregt.

Nr. 2 Calcium phosphoricum stellt einen natürlichen Säurepuffer dar. Bei einer Mangelsituation, die sich neben Akne auch in einer Anfälligkeit für Infekte oder Allergien zeigen kann, sollte es auf jeden Fall eingesetzt werden. Die Betroffenen, die der Nr. 2 bedürfen, sind extrem schlank und oft nicht richtig leistungsfähig. Stress kann die Gewichtsabnahme verursachen und die Akne verstärken.

Hepar sulfuris D12 ist bei Menschen angezeigt, die generell zu Vereiterungen neigen. Nicht nur die Akne, sondern auch Hautverletzungen oder Infektionssymptome vereitern schnell. Die Betroffenen sind sehr zugempfindlich und tragen gern eine Mütze oder einen Schal, auch wenn es nicht so kalt ist. Seelisch fallen Gereiztheit und Ungeduld auf.

Nr. 11 Silicea ist eines der wichtigsten Mittel bei Vereiterungen. Daher ist Silicea eine wichtige Ergänzung bei Akne, um Vernarbungen zu verhindern, insbesondere wenn sie mit eitrigen und entzündeten Pickeln einhergeht. Besonders hilfreich ist hier der zusätzliche Einsatz der Salbe Nr. 11, die lokal und kurzfristig (z. B. über Nacht) eingesetzt wird.

Allergie

Chronische Allergien betreffen meist die Schleimhäute der Atmungsorgane, die überschießend auf Umweltreize reagieren. Je nach Jahreszeit gehört eine akute Phase dazu (Heuschnupfen, S. 98). Lebensmittelallergien fordern ein anderes Behandlungsschema (Durchfall, S. 84).

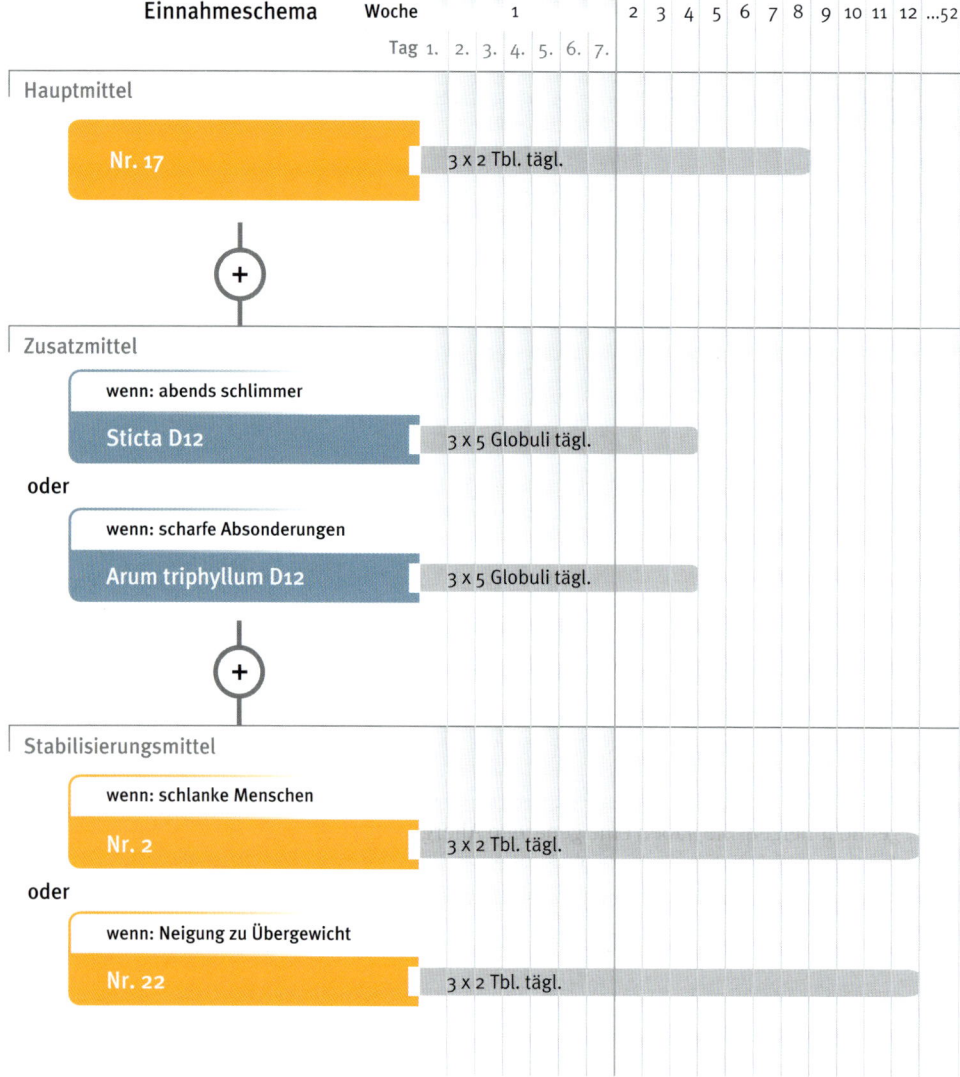

Nr. 17 Manganum sulfuricum stärkt die Immunkräfte und ist das wichtigste Mittel bei chronischen Allergien. Es wird bei Allergien gegen Umweltauslöser ebenso eingesetzt, wie bei Hausstauballergie. Die Symptomatik ist geprägt von Trockenheit und Juckreiz. Es sollte langfristig und vor allem in den anfallsfreien Intervallen, also besonders im Winter, zum Einsatz kommen.

Sticta D12 wird eingesetzt, wenn die Allergiesymptome abends schlimmer und vor allem durch Hausstaub ausgelöst werden. Besonders Federbetten lösen nächtlichen, trockenen Reizhusten aus. Sehr auffällig ist das unaufhörliche Niesen. Plötzliche Temperaturwechsel führen zu einer Verschlimmerung der Symptomatik. Die Betroffenen haben ständig das Gefühl, sich die Nase putzen zu müssen, weil sie sich »voll« anfühlt, aber es kommt nichts heraus.

Arum triphyllum D12 wird eingesetzt, wenn scharfe Absonderungen die Allergiesymptome begleiten. Auffällig ist die Atmung durch den Mund, da die Nase eher trocken und verstopft ist. Wenn das Sekret jedoch fließt, reizt es die Haut und macht sie wund. Die Mundwinkel sind wund und rissig, der Hals ist zugeschwollen und brennt.

Nr. 2 Calcium phosphoricum hilft generell gegen die körperliche Abwehrschwäche. Diese geht mit schneller Ermüdbarkeit und geringer Belastbarkeit bis hin zu Kurzatmigkeit einher. Die Allergieneigung ist häufig breit gestreut, nimmt aber keine extremen Formen an. Als weitere Symptome treten Blutmangel, Kopfschmerzen oder Erkältungsanfälligkeit auf.

Nr. 22 Calcium carbonicum ist die richtige Wahl bei Menschen, die eher zu Übergewicht neigen. Sie haben eine generelle Allergieneigung mit einer extremen Ausprägung der allergischen Symptome bis hin zu allergischem Asthma. Häufig besteht Erkältungsneigung und leichte Erschöpfbarkeit. Milch wird häufig nicht vertragen; bei Säuglingen taucht bereits Milchschorf auf. Auffällig ist auch das Schwitzen im Kopf- und Nackenbereich.

Antibiotikumeinnahme

Bei Infektionskrankheiten gibt es immer wieder Situationen, bei denen der Einsatz eines Antibiotikums unumgänglich ist, vor allem wenn es um die Organe Herz, Lunge oder Niere geht. Schüßler-Salze und Homöopathie können die Behandlung nur ergänzen.

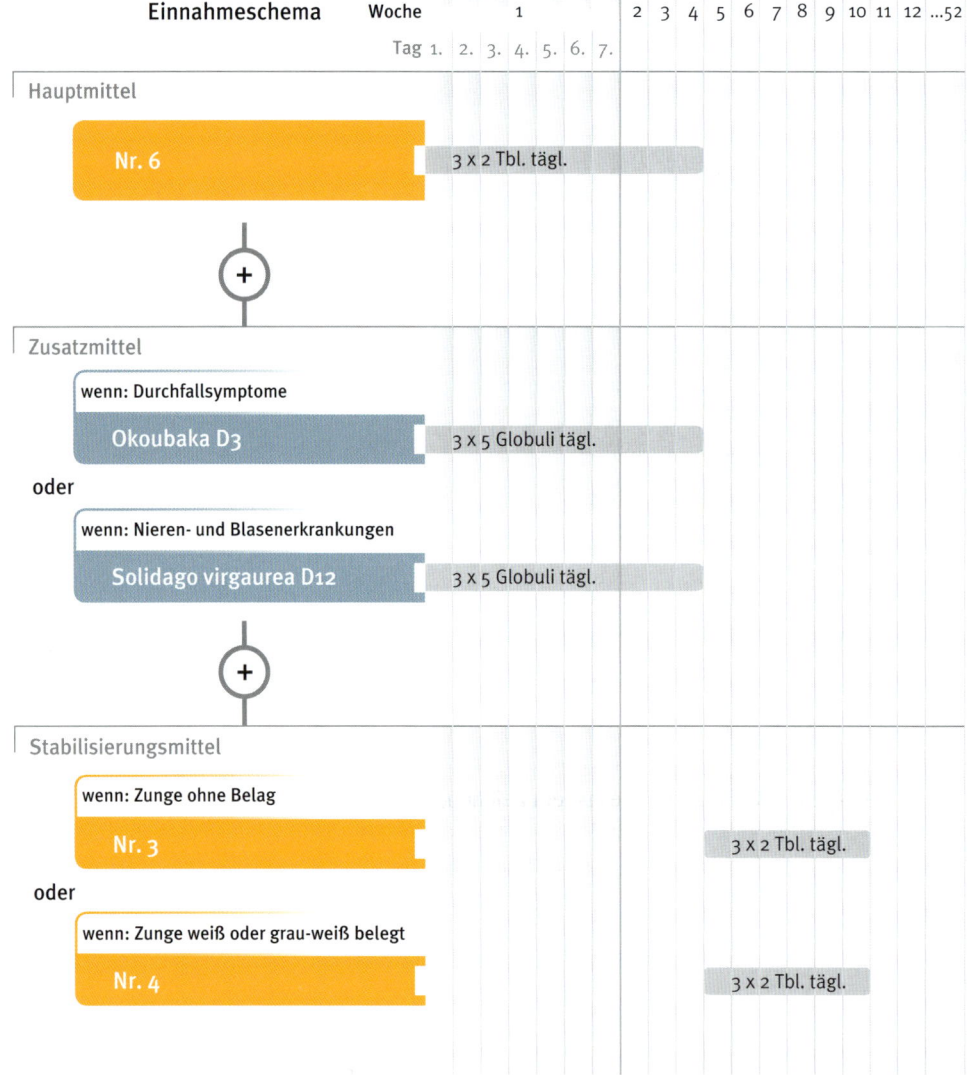

Nr. 6 Kalium sulfuricum ist das Mittel für eine akute Erkrankung, die chronisch geworden ist und die Einnahme von Antibiotika erfordert. Die Sekrete sind gelblich, gelb-braun oder gelb-grün und reichlich. Sie können stocken oder auch fließen. Möglicherweise ist auch die Zunge gelblich oder gelb-braun belegt. Das Mittel fördert die Reinigungsarbeit des Organismus durch die Anregung der Lebertätigkeit. Auch ein Antibiotikum muss von der Leber verarbeitet werden.

Okoubaka D3 wird immer dann eingesetzt, wenn Durchfallsymptome zu befürchten sind. Bei der Gabe eines Antibiotikums ist dies zu erwarten, da es auch die normalen, zur Verdauung notwendigen Darmbakterien reduziert. Okoubaka fördert den Aufbau des normalen Darmmilieus, sodass Nebenwirkungen vermindert werden können.

Solidago virgaurea D12 kommt zum Einsatz, wenn ein Antibiotikum für Nieren- oder Blasenerkrankungen verordnet wurde. Solidago virgaurea hat eine sehr spezielle Wirkung auf die Nieren und ableitenden Harnwege und stärkt deren Abwehrkraft. Auffällig bei der Symptomatik ist ein dumpfer Rückenschmerz und ein Schwächegefühl.

Nr. 3 Ferrum phosphoricum ist ein Mittel zur Stärkung der Abwehrkräfte. Daher wird es nach einer Antibiotikabehandlung zur Stabilisierung eingesetzt, um ein erneutes Erkranken zu verhindern. Zugempfindlichkeit und Erschöpfung sind Symptome, die für den Einsatz von Nr. 3 sprechen.

Nr. 4 Kalium chloratum wird eingesetzt, wenn die Zunge weiß, weiß-grau oder weiß-gelblich belegt ist. Dies ist ein Zeichen, dass der Krankheitsprozess fortgeschritten ist. Violette Verfärbungen geben Hinweise darauf, dass dieses Mineralsalz benötigt wird: evtl. gibt es lila Gefäßzeichnungen auf den Wangen (sog. Couperose) oder violette Verfärbung der Hände, Beine (Besenreißer) oder Fußinnenknöchel. Die Betroffenen frieren unter Umständen leicht.

PRAXISTEIL

Arthrose bedeutet, dass die schützende Knorpelschicht eines Knochens verloren gegangen ist. Die Schmerzintensität und die Entzündungsneigung hängen, insbesondere bei Belastung, vom Ausmaß der Abnutzung des betroffenen Knorpels ab.

Einnahmeschema	Woche	1							2	3	4	5	6	7	8	9	10	11	12	...52
	Tag	1.	2.	3.	4.	5.	6.	7.												

Hauptmittel

Nr. 11 — 10 x 2 Tbl. tägl.

（+）

Zusatzmittel

wenn: Bewegung bessert
Rhus toxicodendron D12 — 3 x 5 Globuli tägl.

oder

wenn: Ruhe und Druck bessert
Bryonia D12 — 3 x 5 Globuli tägl.

（+）

Stabilisierungsmittel

wenn: Entzündungsreaktion unter Belastung
Nr. 3 — „heiße 3" 2 x tägl.

oder

wenn: Knarren/Krachen im Gelenk
Nr. 8 — „heiße 8" 2 x tägl.

Nr. 11 Silicea ist das Hauptmittel, um Knorpel und Bindegewebe aufzubauen. Es bringt Nährstoffe und Feuchtigkeit in das Gelenk und zum Knorpelgewebe, um dessen Regeneration zu fördern. Da Arthrose eine chronische Erkrankung ist und meist ein fortgeschrittener Zustand besteht, sollte es hoch dosiert (10 x 2 Tabletten) und lange, d. h. mindestens ein Jahr, eingenommen werden.

Rhus toxicodendron D12 ist eines der wichtigsten Schmerzmittel bei Arthrose in nass-kaltem Klima, wie es bei uns häufig vorkommt. Nässe und Kälte sind die Ursache für Schmerz und Steifigkeit, die im Laufe der Bewegung besser wird. Folglich bewegen sich die Betroffenen trotz der Arthrose gern. Meist wird Wärme als angenehm empfunden und alle wärmenden Maßnahmen lindern die Beschwerden.

Bryonia D12 kommt zum Einsatz, wenn die Betroffenen ein ausgeprägtes Bedürfnis nach Ruhe haben. Sie reagieren gereizt, wenn sie zu Aktivität angehalten werden. Bei Schmerzen tut es gut, auf dem betroffenen Gelenk zu liegen, denn Druck wirkt schmerzlindernd. Daher werden gern Bandagen eingesetzt oder das Gelenk fest gewickelt. Neben den Arthroseschmerzen leiden die Betroffenen zudem oft unter Verstopfung.

Nr. 3 Ferrum phosphoricum wird eingesetzt, wenn die Gelenkabnutzung zu Entzündungsreaktionen führt. Häufig ist die Ursache eine Überlastung des Gelenks, z. B. durch Gartenarbeit, langes Laufen oder Rad fahren. Da dies eine akute Situation ist, wird das Mittel als »heiße 3« eingenommen. Wenn die Entzündung zurückgeht, ist auch der Schmerz gelindert.

Nr. 8 Natrium chloratum dient dem Aufbau von Gelenkschmiere, deren Mangel sich durch Knarren und Knarzen im Gelenk hörbar äußern kann. Die Trockenheit kann auch zu (reibenden) Schmerzen führen, die jedoch milder sind, als bei einer akuten Entzündungsreaktion. Gleichzeitig treten oft trockene Schleimhäute, trockener Kitzelhusten oder Verstopfung auf, die ebenfalls durch die Einnahme der »heißen 8« positiv beeinflusst werden.

Bandscheibenprobleme

Zwischen jedem Wirbelknochen ist eine Bandscheibe eingebettet, die Druck und Stoß abfedert. Die Bandscheibe muss extrem elastisch und flexibel sein. Durch zu starken Druck wird diese Elastizität überfordert, was besonders im Hals- und Lumbalbereich zu schmerzhaften Symptomen führt.

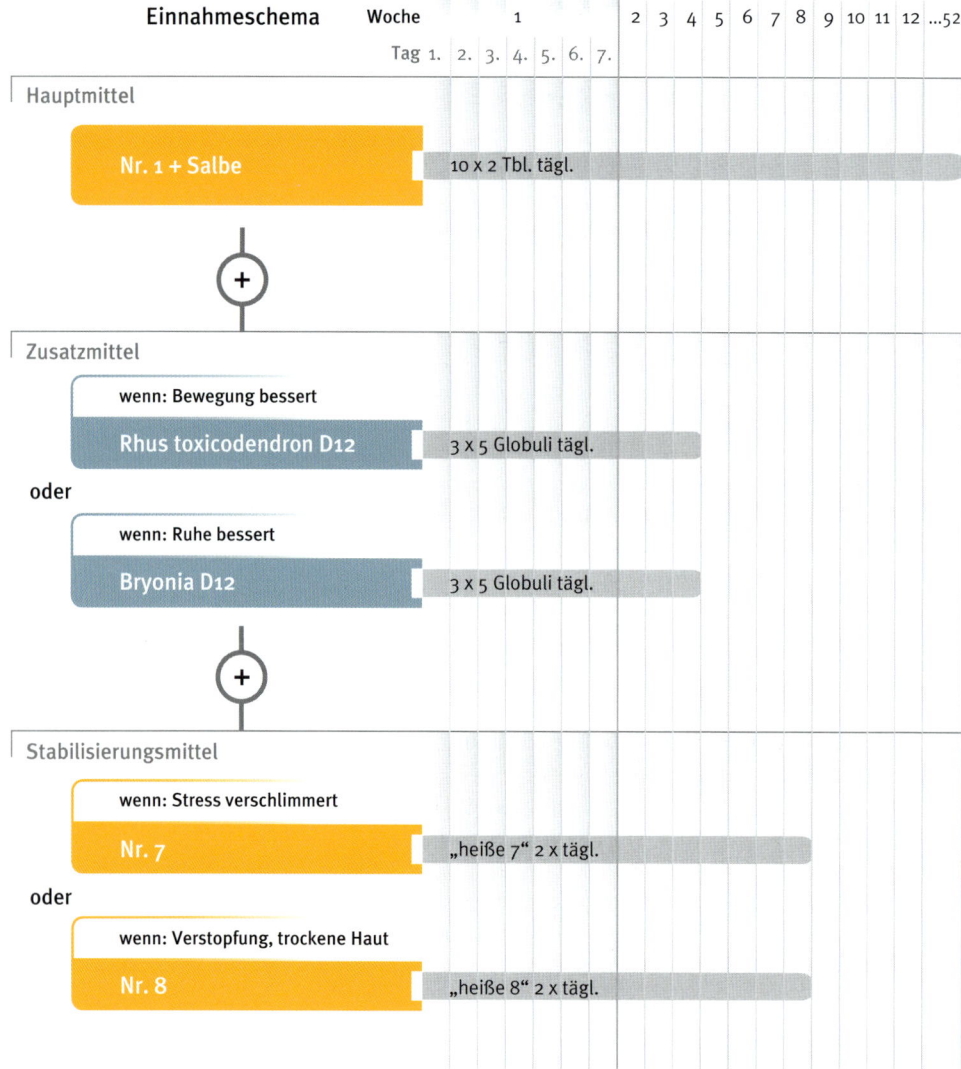

Einnahmeschema — Woche 1, 2, 3, 4, 5, 6, 7, 8, 9, 10, 11, 12, ...52 / Tag 1. 2. 3. 4. 5. 6. 7.

Hauptmittel
- Nr. 1 + Salbe — 10 x 2 Tbl. tägl.

+

Zusatzmittel
- wenn: Bewegung bessert — Rhus toxicodendron D12 — 3 x 5 Globuli tägl.

oder

- wenn: Ruhe bessert — Bryonia D12 — 3 x 5 Globuli tägl.

+

Stabilisierungsmittel
- wenn: Stress verschlimmert — Nr. 7 — „heiße 7" 2 x tägl.

oder

- wenn: Verstopfung, trockene Haut — Nr. 8 — „heiße 8" 2 x tägl.

Nr. 1 Calcium fluoratum ist ein Mittel, das weiches Gewebe festigt und hartem Gewebe neue Elastizität verleiht. Ist die Bandscheibe entweder zu weich und überelastisch oder ausgetrocknet und starr, verbessert das Mittel die Spannkraft. Wichtig ist eine häufige und langfristige Einnahme, d. h. die Behandlungsdauer von einem Jahr sollte konsequent eingehalten werden. Bei sehr ausgeprägten Symptomen kann die Salbe Nr. 1 jeden Abend einmassiert werden.

Rhus toxicodendron D12 wird eingesetzt, um die Schmerzproblematik positiv zu beeinflussen. Nässe und Kälte verstärken die Rückenschmerzen. Wärme und Trockenheit in Form von warmen Anwendungen, wie z. B. Wärmepflaster, wärmende Salben oder Saunabesuche, führen zu einer Verbesserung der Beschwerden. Da Ruhe die Schmerzen verschlimmert, bewegen sich die Betroffenen gern.

Bryonia D12 ist das richtige Mittel, wenn der Schmerz durch jegliche Bewegung schlimmer wird. Es besteht ein extremes Bedürfnis nach Ruhe. Die Betroffenen setzen sich unter großen Druck, um schnell wieder gesund zu werden. Allerdings verschlimmert jeglicher Versuch der Aktivierung die Situation dramatisch. Die Erkrankung führt schnell zu Gereiztheit und Ungeduld mit sich und anderen.

Nr. 7 Magnesium phosphoricum wird eingesetzt, weil die Schmerzen, als Leitsymptom der Erkrankung, zu weiteren Verspannungen führen. Das Mittel hilft, die muskuläre Verspannung, besonders im Rückenbereich, zu reduzieren. Für lokale Einreibungen, ist hier besonders die Nr. 7 in Form von Salbe angezeigt. Die »heiße 7« ist besonders geeignet, wenn Stress die Beschwerden verschlimmert.

Nr. 8 Natrium chloratum beeinflusst den Flüssigkeitshaushalt im Körper. Die Bandscheibe besteht in ihrem Kern zu 80 % aus Flüssigkeit. Durch starken Druck und mangelnde Versorgung geht diese Flüssigkeit allerdings verloren. Mit Hilfe der Nr. 8 kann sie wieder ersetzt werden. Weitere Hinweise für den Einsatz des Mittels sind trockene Haut, Kitzelhusten oder Verstopfung. Außerdem nehmen die Menschen, die Natrium chloratum bedürfen, ihre Arbeit sehr ernst.

PRAXISTEIL

Blähungen
sind Gasansammlungen im unteren Verdauungstrakt. Sie führen zu unangenehmen Darmwinden, aber auch zu krampfartigen Schmerzen. Auslöser sind häufig Nahrungsmittel oder Süßigkeiten.

Einnahmeschema — Woche 1 2 3 4 5 6 7 8 9 10 11 12 …52
Tag 1. 2. 3. 4. 5. 6. 7.

Hauptmittel

Nr. 9 + 10 — „heiße 9" abends 1 x, „heiße 10" morgens 1 x

＋

Zusatzmittel

wenn: Abneigung gegen Fleisch, Fett, Milch
Carbo vegetabilis D12 — 3 x 5 Globuli tägl.

oder

wenn: Heißhunger auf Süßigkeiten
Argentum nitricum D12 — 3 x 5 Globuli tägl.

＋

Stabilisierungsmittel

Nr. 5 — 2 x 2 Tbl. tägl. (8 + 14 Uhr)

Nr. 9 Natrium phosphoricum sollte eingesetzt werden, da Blähungen ein Hinweis auf eine Übersäuerung sein können. Durch eine Verschiebung des pH-Wertes im Darm kommt es zu einer Veränderung der Zusammensetzung der Verdauungsbakterien. Dabei ist es unwichtig, ob die Beschwerden durch gesunde Rohkost oder ungesunde Nahrungsmittel ausgelöst werden. Es können Verstopfung, ein Wechsel von Durchfall und Verstopfung oder auch Durchfall auftreten.

Nr. 10 Natrium sulfuricum hat einen ganz besonderen Bezug zum Darm, da die Kombination von Natrium und Sulfur eine stark anregende und entgiftende Wirkung hat. Vor allem die Galleproduktion, die für die Fettverdauung zuständig ist, wird angeregt. Unterlidödeme (sog. »Tränensäcke«), die am Morgen stärker sind oder im Laufe des Tages verschwinden, sind ein eindeutiger Hinweis auf den Bedarf von Nr. 10.

Carbo vegetabilis D12 ist angezeigt, wenn dem Organismus Sauerstoff für die Verbrennungsvorgänge fehlt. Ohne Sauerstoff bleiben die zu verdauenden Substanzen zu lange im Darm liegen, bevor sie richtig verbrannt werden. Die Betroffenen fächeln sich häufig Luft zu und sind ungern in geschlossenen Räumen. Der gesamte Körper ist eher kühl und träge. Das häufig geräuschvolle Aufstoßen erleichtert die Beschwerden. Eine Abneigung gegen Fleisch, Milch und fette Speisen ist auffällig.

Argentum nitricum D12 ist ein Mittel, das eingesetzt wird, wenn die Blähungen durch den Konsum von Süßigkeiten ausgelöst werden. Die Gier nach Süßigkeiten ist sehr ausgeprägt. Die Reaktion kann recht prompt nach wenigen Minuten auftreten. Unter Umständen sind die Winde von Durchfall begleitet, der grünlich oder stark riechend ist.

Nr. 5 Kalium phosphoricum aktiviert den Stoffwechsel. Jeglicher Verdauungsvorgang erfordert eine gewisse Temperatur im Körper, um die Nahrungsbestandteile aufzuspalten und zu zerlegen. Blähungen haben ihre Ursache in einem trägen Darmstoffwechsel, insbesondere wenn sie durch Rohkost oder Süßigkeiten ausgelöst werden.

PRAXISTEIL

Blasenentzündung ist eine Erkrankung, die Frauen sehr viel häufiger trifft als Männer: durch die relativ kurze Harnröhre können die Bakterien schnell zur Blase gelangen. Die Symptome äußern sich u. a. durch Schmerzen beim Wasserlassen und häufigen Harndrang.

Einnahmeschema — Woche 1 | 2 3 4 5 6 7 8 9 10 11 12 …52
Tag 1. 2. 3. 4. 5. 6. 7.

Hauptmittel

Solidago virgaurea D12 — 2 x 5 Globuli tägl.

+

Zusatzmittel

wenn: generell
Cantharis D12 — 10 x 5 Globuli tägl. (3 Tage); 3 x 5 Globuli tägl. (7 Tage)

oder

wenn: Ursache Kälte und Nässe
Dulcamara D12 — 10 x 5 Globuli tägl. (3 Tage); 3 x 5 Globuli tägl. (7 Tage)

+

Stabilisierungsmittel

wenn: kein Zungenbelag
Nr. 3 — 3 x 2 Tbl. tägl.

oder

wenn: weißer Zungenbelag
Nr. 4 — 3 x 2 Tbl. tägl.

Solidago virgaurea D12 ist das wichtigste Mittel bei chronischen Nierenbeschwerden. Die Symptome sind Druckgefühl und Schmerzen im Bereich der Nieren, die als Rückenschmerzen wahrgenommen werden, evtl. begleitet von stark riechendem oder spärlichem Urin.

Cantharis D12 ist das allgemeine Akutmittel bei Blasenentzündungen. Charakteristisch ist ein unerträglicher, ständiger Harndrang mit krampfartigen Schmerzen. Der Urin geht nur tröpfchenweise ab. Auch wenn die Blasenentzündung andere Erkrankungen, wie z. B. Eierstocksentzündung oder Nierenbeckenentzündung, begleitet, ist es ein wichtiges Mittel. Auffällig ist, dass die Beschwerden durch Kaffee verschlimmert werden.

Dulcamara D12 ist dann das richtige Akutmittel, wenn die Blasenentzündung durch Kälte und Nässe ausgelöst wurde: z. B. bei einem Schwimmbadbesuch, wenn man im nassen Badeanzug sitzt und abkühlt. Ein Arbeitsplatz in kühler, feuchter Umgebung führt ebenfalls häufig zu den genannten Beschwerden. Auffällig ist der Wunsch nach Wärme sowie eine Besserung der Beschwerden durch Umhergehen. In der Nacht verschlimmert sich die Blasenreizung oder Blasenentzündung.

Nr. 3 Ferrum phosphoricum bei leichten Entzündungen mit weniger ausgeprägten Beschwerden. Die Zunge ist rosa und ohne Belag. Immunschwäche in Form von Zugempfindlichkeit, Erkältungsneigung oder Anämie sind häufig ebenfalls vorhanden.

Nr. 4 Kalium chloratum für chronische Blasenentzündungen, wenn die Zunge weißer belegt ist. Kälte im Unterleib ist die Hauptursache für die Entzündungen. Häufig frösteln die Betroffenen sehr schnell und neigen zu Erkältungskrankheiten oder Kopfschmerzen.

Blasenschwäche bedeutet, dass die Kontrolle über die Blasenentleerung nicht mehr spontan oder vollständig gelingt. Im frühen Stadium lösen Niesen, Husten, Lachen oder Treppen gehen das Symptom aus. Im weiteren Verlauf ist es unabhängig von Erschütterungen.

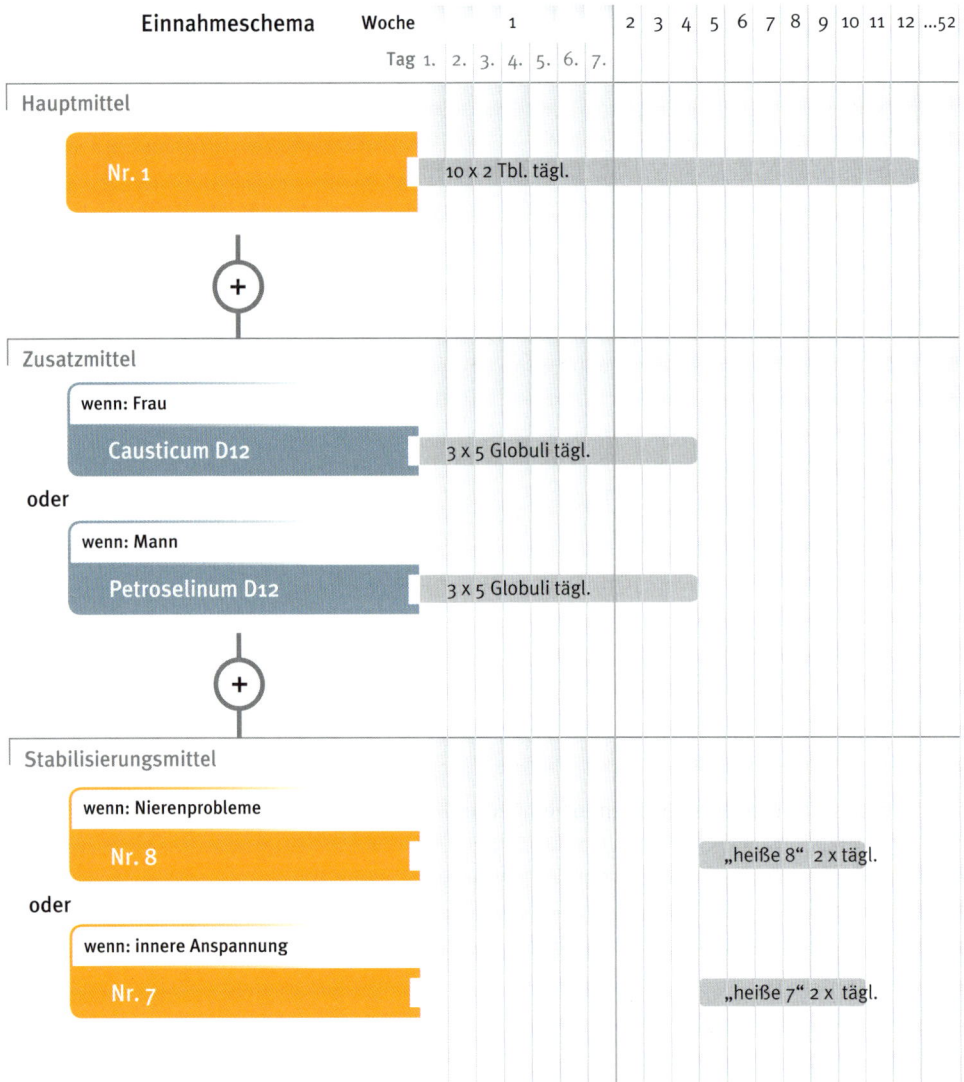

Blasenschwäche

Nr. 1 Calcium fluoratum wird eingesetzt, wenn die Hauptursache für die Schwäche eine Überdehnung oder Erschlaffung der Beckenbodenmuskeln ist, z. B. durch mehrere Geburten. Calcium fluoratum kann schwaches Bindegewebe stärken und dessen Festigkeit fördern. Da die Ursache meist schon länger besteht, ist es notwendig, die Tabletten häufig und mindestens ein Jahr lang einzunehmen.

Causticum D12 ist das Hauptmittel bei Blasenschwäche, das häufig bei Frauen zum Einsatz kommt. Auffällig ist, dass feuchte Wärme oder Bettwärme die Beschwerden lindert. Die Betroffenen mögen warm-feuchte Umschläge oder gehen gern ins Dampfbad.

Petroselinum D12 wird ebenfalls bei Blasenschwäche eingesetzt und ist bei gleichzeitigen Prostatabeschwerden wirksamer als Causticum. Daher kommt es eher bei Männern zum Einsatz. Auffällig ist außerdem das heftige Beißen oder Jucken im Genitalbereich oder auch ein Gefühl des Kitzelns. Achten Sie beim Kauf darauf, es nicht mit Petroleum zu verwechseln – das wäre ein Mittel gegen Reiseübelkeit.

Nr. 8 Natrium chloratum ist eines der wichtigsten Mittel, wenn es um Niere und Blase geht. Um den Zustand zu stabilisieren, ist es sinnvoll, im Anschluss an die Behandlung Natrium chloratum einzusetzen. Wassereinlagerungen, vor allem in den Beinen, trockene Haut, trockener Reizhusten, aber auch häufige Durchfälle oder Verstopfung sind weitere Merkmale für den Einsatz von Nr. 8.

Nr. 7 Magnesium phosphoricum wird eingesetzt, wenn die Schwäche mit einer gewissen Form von Anspannung einhergeht. Der Stress kann aber auch durch das belastende Symptom ausgelöst werden. Das Mittel dient der Entspannung des gesamten Nerven- und Muskelsystems.

PRAXISTEIL

Bluthochdruck

Ein hoher Blutdruck liegt vor, wenn der systolische, »obere« Wert oder der diastolische, »untere« Wert über einem bestimmten Wert liegen. Bluthochdruck verursacht neben akuten Beschwerden vor allem Langzeitschäden an den Blutgefäßen und den inneren Organen.

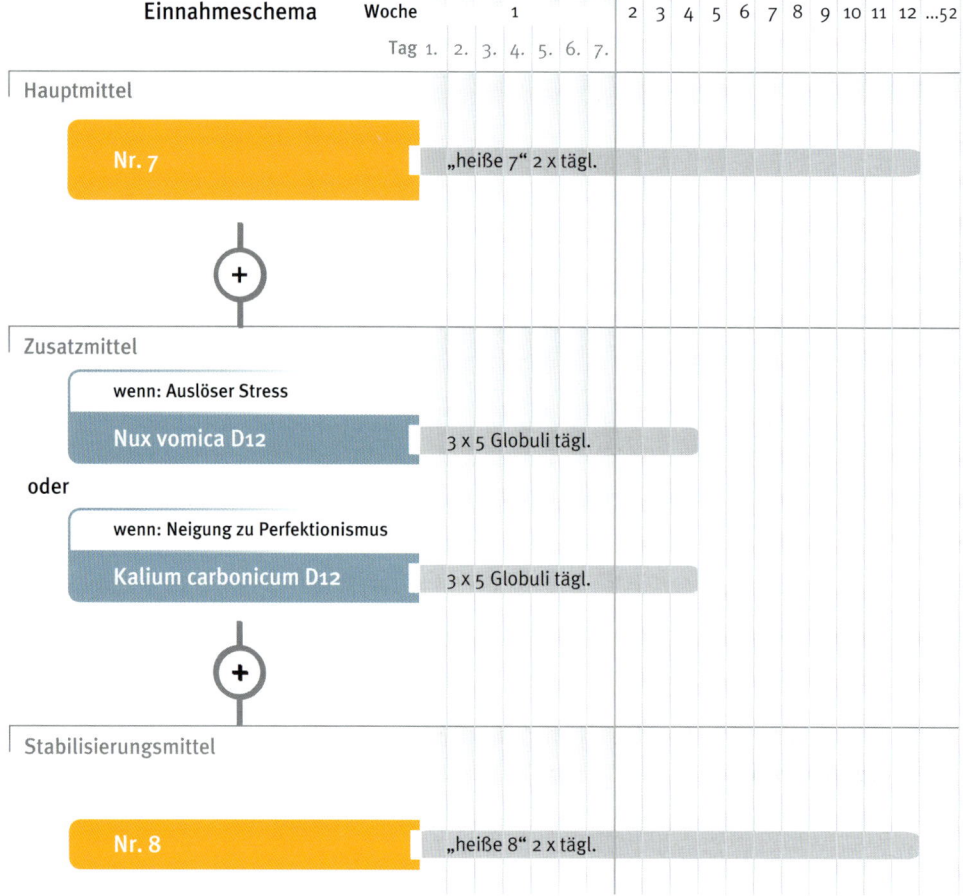

Nr. 7 Magnesium phosphoricum ist das wichtigste Mittel für eine muskuläre Entspannung. Auch Blutgefäße haben eine Muskelschicht und werden zudem von den umliegenden Muskeln beeinflusst. Daher ist ein entspannter Muskeltonus wichtig für einen gesunden Blutdruck. Wenn gleichzeitig Schlafstörungen, innere Anspannung, häufig Kopfschmerzen oder ein Druck im Kopf bestehen, bestätigt dies den Einsatz. Um den Effekt zu verstärken, können abends die Füße mit der Salbe Nr. 7 eingerieben werden – über die Reflexzonen wirkt das ebenfalls entspannend.

Nux vomica D12 ist das richtige Mittel, wenn Stress in der Arbeitssituation der Auslöser für den Bluthochdruck ist. Die Betroffenen arbeiten zwar sehr gern und schnell, meist jedoch zu viel und mit zu wenigen Ruhephasen. Neben Bewegungsmangel stehen Risikofaktoren wie Rauchen, hoher Kaffeekonsum und Alkoholkonsum, besonders abends zum Abschalten, im Vordergrund. Dadurch bedingt ist auch der Magen oft empfindlich und gereizt. Bei den unregelmäßigen Lebensumständen wird das Essen vernachlässigt, oft wird dann erst abends viel und warm gegessen.

Kalium carbonicum D12 wird eingesetzt, wenn Unruhe, Geschäftigkeit und der Drang sich zu beschäftigen im Vordergrund stehen. Das Hauptthema ist jedoch eine innere Anspannung durch große Disziplin und ein hohes Bedürfnis nach Kontrolle, weshalb viel gearbeitet wird. Neue Situationen stellen schnell eine Überforderung dar, die zu Anspannung führt. Routine und Gewohnheit bringt Entspannung. In der Beschäftigung ist der Blutdruck eher normal, in Ruhe ist er dagegen hoch.

Nr. 8 Natrium chloratum ist bei hohem Blutdruck notwendig, wenn zu viel Flüssigkeit, d.h. ein hoher Druck innerhalb des Blutgefäßes, das Symptom auslöst. Häufig bestehen gleichzeitig auch andere Symptome wie Wasseransammlungen (sog. Ödeme), die Neigung zu Verstopfung oder Durchfall sowie trockene Haut oder Schleimhäute. Natrium chloratum nimmt positiven Einfluss auf die Nieren, die für die Flüssigkeitsausscheidung zuständig sind.

Bronchitis

Die chronische Bronchitis gehört zu den häufigsten aller Erkrankungen und kann jede Altersgruppe betreffen. Es ist eine Entzündung der oberen Atemwege und der Bronchien, die mit Husten und starker Schleimproduktion einhergeht. Besonders häufig tritt die Bronchitis in den Herbst- und Wintermonaten auf.

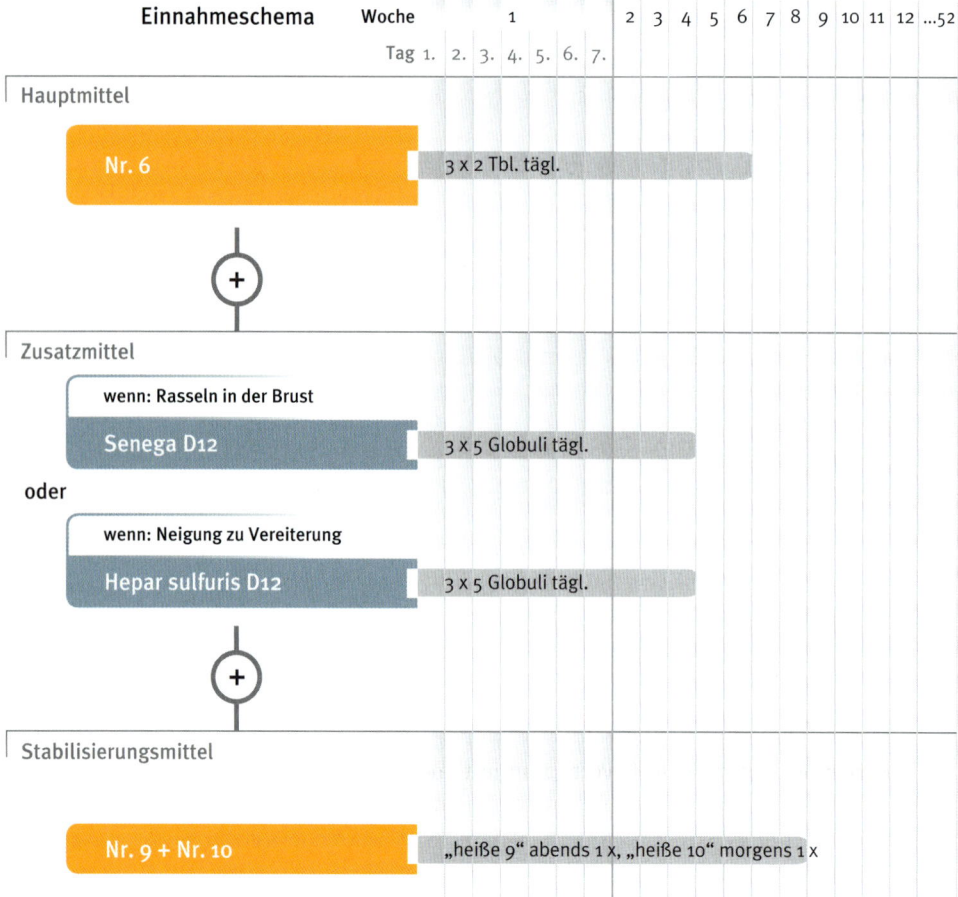

Nr. 6 Kalium sulfuricum ist das wichtigste Mittel, um festsitzenden Schleim zu lösen. Es wird bei allen chronischen Erkrankungen eingesetzt. Häufige Auslöser für Bronchitis sind neben Tabakkonsum (zu 90 %), Umweltbelastungen, wie Luftverschmutzung oder Farb- und Lackausdünstungen. Die belastenden Substanzen sollten durch die Leber schnell ausgeschieden werden, um die oberen Atemwege zu entlasten.

Senega D12 ist eines der wichtigsten Mittel bei allen katarrhalischen Erkrankungen der Atemwege. Im Vordergrund stehen die Schmerzhaftigkeit des Brustkorbs und ein laut hörbares Rasseln in der Brust. Das Hochräuspern des festsitzenden, zähen Schleimes ist beschwerlich. Im Laufe der Jahre verschlimmern sich alle Symptome bis hin zum Emphysem (d. h. Luftansammlung in der Lunge) oder Asthma etc. Sowohl Spaziergänge im Freien als mauch Ruhe verschlimmern die Symptomatik.

Hepar sulfuris D12 wird eingesetzt, wenn gleichzeitig Übergewicht oder eine gewisse Schwerfälligkeit vorliegt. Die Symptome entwickeln sich schnell zu einer eitrigen Bronchitis, die eine Antibiotikaeinnahme erforderlich macht. Kalte, trockene Luft, aber auch kalte Nahrungsmittel können die Bronchitis auslösen. Erstickungsanfälle und Gereiztheit sprechen für einen fortgeschrittenen Zustand. Der trockene, zähe Husten wird durch Inhalieren oder bei feuchtem Wetter gebessert.

Nr. 9 Natrium phosphoricum unterstützt den Reinigungsprozess, indem es im Körper den optimalen pH-Wert garantiert und Zustände der Übersäuerung puffert. Denn das durch Giftstoffe und schädliche Substanzen ausgelöste Ungleichgewicht des pH-Wertes muss wieder ausgeglichen werden. Unterlidödeme (sog. »Tränensäcke«), die morgens möglicherweise stärker ausgeprägt sind als abends, sind ein eindeutiges Zeichen für den Mangel an Nr. 9.

Nr. 10 Natrium sulfuricum ist das notwendige Pendant zur Nr. 9. Nachdem die Säuren gepuffert wurden, fördert die Nr. 10 den Abtransport zu den Ausscheidungsorganen Niere (Natrium) und Darm (Sulfuricum).

PRAXISTEIL

Cellulite

Cellulite ist ein kosmetisches Problem, das vorwiegend Frauen aufgrund ihrer Bindegewebestruktur betrifft. Die Haut, insbesondere an Oberschenkeln und Po, weist »Dellen« auf und ist extrem uneben. Begünstigt wird die Bildung von Cellulite durch Übergewicht und Bewegungsmangel. Sie ist ein Zeichen für eine Übersäuerung.

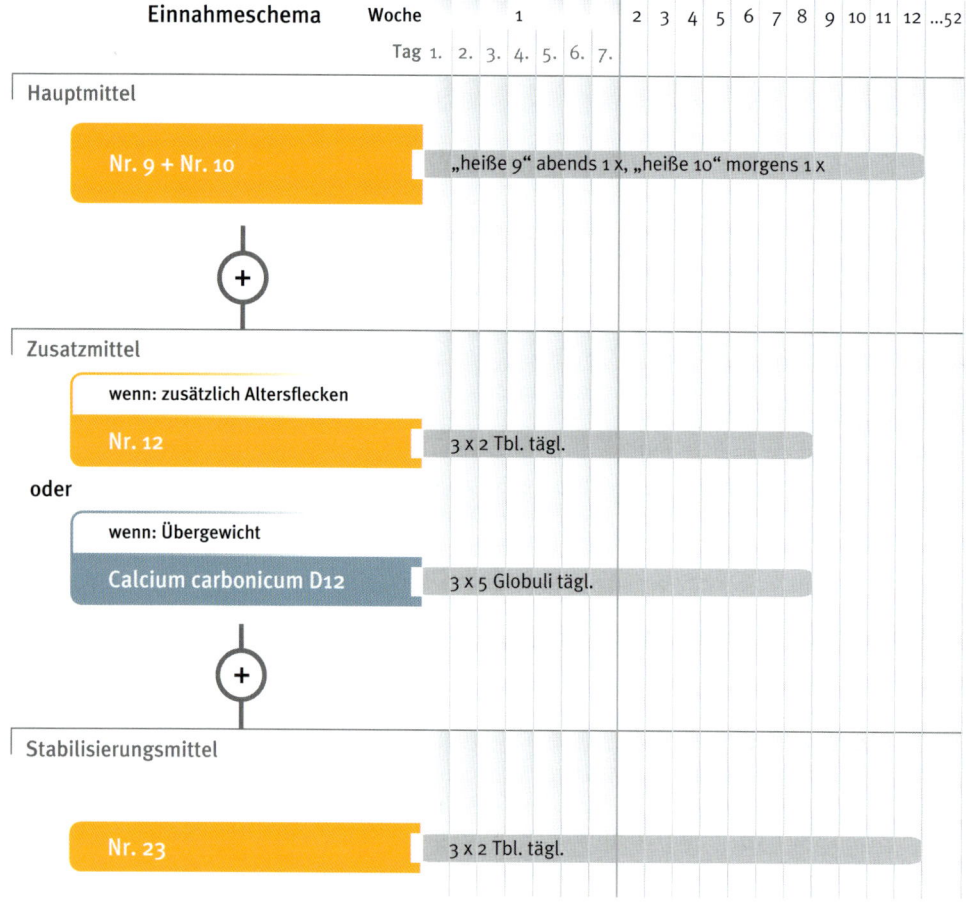

Einnahmeschema

Hauptmittel
- Nr. 9 + Nr. 10: „heiße 9" abends 1 x, „heiße 10" morgens 1 x

Zusatzmittel
- wenn: zusätzlich Altersflecken — Nr. 12: 3 x 2 Tbl. tägl.

oder

- wenn: Übergewicht — Calcium carbonicum D12: 3 x 5 Globuli tägl.

Stabilisierungsmittel
- Nr. 23: 3 x 2 Tbl. tägl.

Woche 1 (Tag 1.–7.), 2, 3, 4, 5, 6, 7, 8, 9, 10, 11, 12 ... 52

Nr. 9 Natrium phosphoricum ist das wichtigste Mittel gegen Übersäuerung. Sie entsteht durch Säurebildner wie z. B. Alkohol, Weizenprodukte, Süßigkeiten, Stress und Medikamente. Fett ist ein sehr geeignetes Medium, um diese Säuren zu binden und damit unschädlich zu machen. Als sog. »Schlacken« werden sie im weiblichen Fettgewebe abgelagert.

Nr. 10 Natrium sulfuricum transportiert die durch Nr. 9 gebundenen und gepufferten Säuren zu den Ausscheidungsorganen Niere und Darm. Wenn die Cellulite schon seit Jahren besteht oder sehr ausgeprägt ist, kann die Anwendung mit Nr. 9 und Nr. 10 auf sechs Monate verlängert werden.

Nr. 12 Calcium sulfuricum wird eingesetzt, um einen tiefen Entgiftungsprozess anzuregen. Dabei kann es in den ersten zwei bis drei Wochen zu Müdigkeit kommen, da der Körper sich an den Entgiftungsprozess gewöhnen muss. Wenn Altersflecken die Cellulite begleiten, ist Calcium sulfuricum ein wertvolles Mittel. Allerdings bringt es auch Eiterherde ans Tageslicht: Bei plötzlich auftretenden Entzündungen im Kiefer- oder Kopfbereich nehmen Sie das Mittel bitte nicht weiter und suchen Sie einen Behandler auf.

Calcium carbonicum D12 ist dann das richtige Mittel, wenn die Cellulite mit Übergewicht einhergeht und die Betroffenen eher unsportlich sind. Lust auf Süßigkeiten und Pikantes im Wechsel sind für den Einsatz von Calcium carbonicum charakteristisch. Das Schwitzen im Kopf- und Nackenbereich ist ausgeprägt und evtl. besteht die Neigung zu Erkältungen, Allergien oder sogar Asthma.

Nr. 23 Natrium bicarbonicum ist ebenfalls ein Säurepuffer, der stark wirksam ist. Es fördert darüber hinaus die Verdauung und den Stoffwechsel, indem es die Funktion der Bauchspeicheldrüse anregt. Häufig bestehen neben der Cellulite auch Übergewicht, Verdauungsstörungen, Blähungen, saures Aufstoßen, Sodbrennen und ähnliche Symptome.

Erhöhte Cholesterinwerte

Cholesterin wird vom Körper produziert und dient der Herstellung von Hormonen sowie von Gallensäuren, die zur Verdauung benötigt werden. Es gibt zwei Formen von erhöhtem Cholesterinwert: HDL (high density lipoprotein) und LDL (low density lipoprotein). Ein erhöhter LDL-Wert ist schädlich für den Organismus.

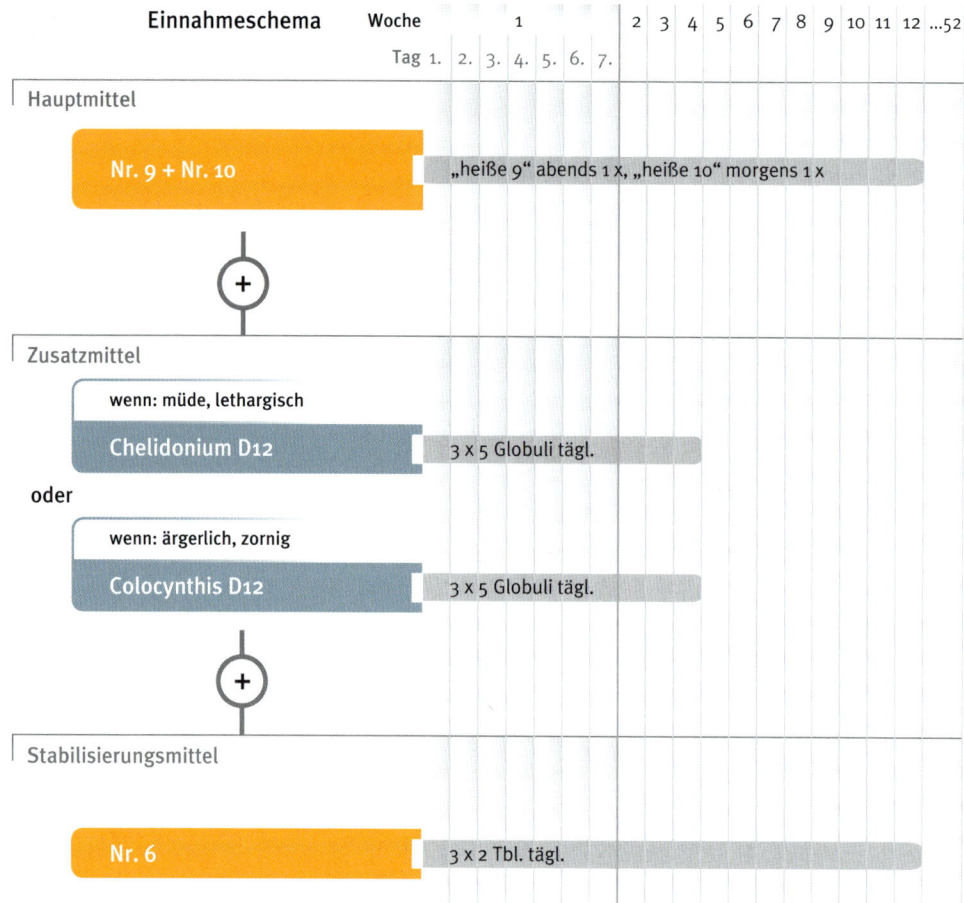

Nr. 9 Natrium phosphoricum bindet überschüssige Säuren und normalisiert den pH-Wert des Körpers. Zu den Übersäuerungssymptomen Akne, unreine Haut, Appetit auf Süßes oder fetthaltige Nahrungsmittel, Verdauungsstörungen u.v.m. gehört auch ein erhöhter Cholesterinspiegel. Ist der Wert schon sehr lange erhöht, empfiehlt sich eine Verlängerung der Einnahmezeit auf sechs Monate. Lassen Sie anschließend die Laborwerte überprüfen.

Nr. 10 Natrium sulfuricum trägt dazu bei, dass die gebundenen und gepufferten Säuren zügig zu den Ausscheidungsorganen Blase und Darm transportiert werden. Die Vorarbeit von Nr. 9 wird somit vervollständigt.

Chelidonium D12 ist als Lebermittel aus der Pflanzenheilkunde bekannt. Als Bitterstoff regt es die Galleproduktion und den Gallefluss an. Auffällig sind eine schnelle Ermüdbarkeit und die Abneigung gegen Anstrengung. Zu Koliken kommt es häufig frühmorgens. Weiterhin bestehen Mundgeruch oder Darmträgheit sowie evtl. ein Brennen oder Jucken am Anus.

Colocynthis D12 wird eingesetzt, wenn eine emotionale Reizbarkeit im Vordergrund steht. Häufig besteht eine sitzende Lebensweise mit Neigung zu Übergewicht. Außerdem sind die Betroffenen leicht gekränkt und reagieren darauf mit Zorn und Entrüstung, wodurch Krämpfe oder Koliken entstehen. Intensive Wärme und starker Gegendruck bessern die Schmerzen.

Nr. 6 Kalium sulfuricum unterstützt die Leber, deren Überlastung sich in einem erhöhten Cholesterinspiegel äußert. Stress, ungünstige Ernährungsbedingungen und Giftstoffe wie Alkohol oder Medikamente beeinträchtigen die Filterfunktion des Organs. Häufig bestehen gleichzeitig Schlafstörungen mit nächtlichem Erwachen zwischen 1:00 Uhr und 3:00 Uhr.

Diabetes mellitus

Der Name »Zuckerkrankheit« weist darauf hin, dass Diabetes eine Erkrankung des Kohlenhydratstoffwechsels ist. Beim Typ I besteht die Erkrankung bereits in jungen Jahren, während Typ II als Alterserkrankung meist in Verbindung mit Übergewicht und Bewegungsmangel steht.

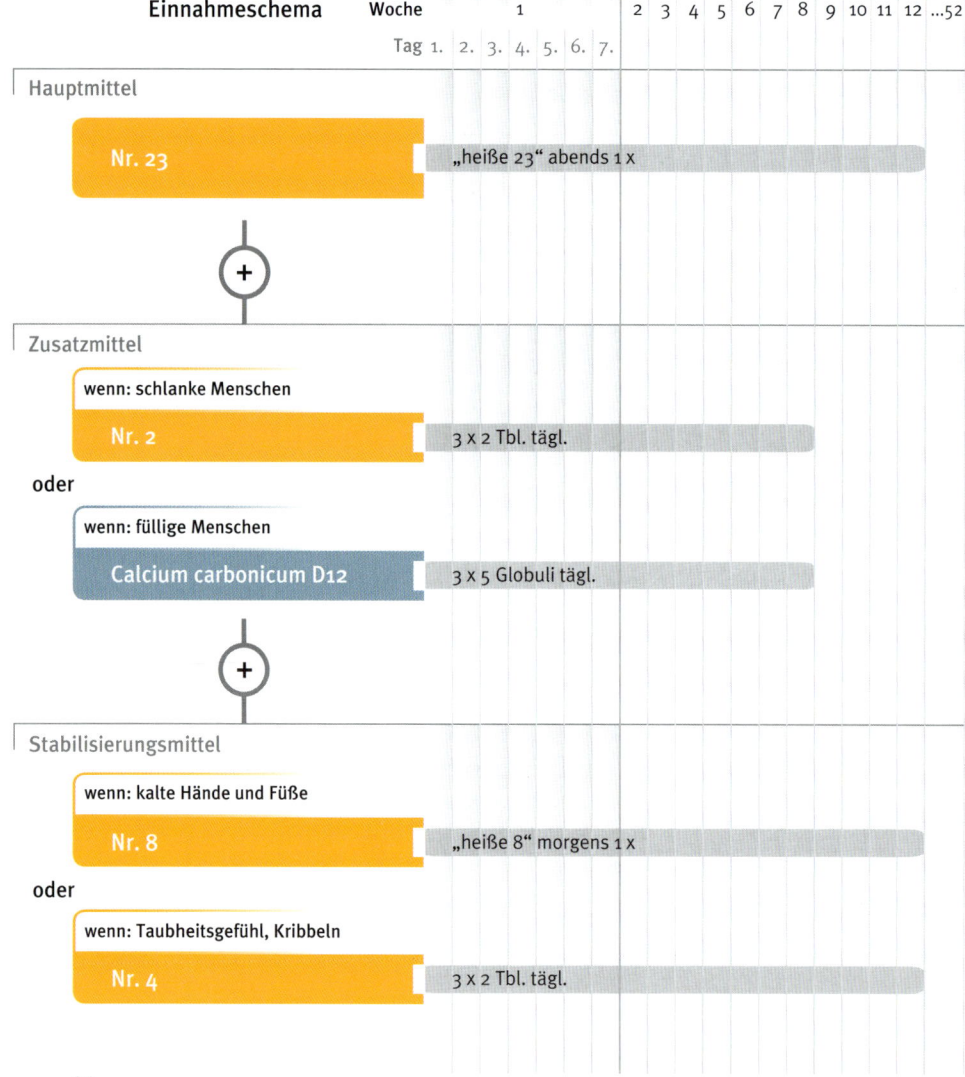

Nr. 23 Natrium bicarbonicum ist als potenzierte Aufbereitung des bekannten Natronsalzes ein Säurepuffer. Dieser wird in der Bauchspeicheldrüse vom Körper auch selbst gebildet. Eine Schwäche des Organs verursacht einen gestörten Zuckerstoffwechsel. Zusätzlich können nässende Ekzeme, schlecht heilende Wunden oder stark riechende Durchfälle auftreten.

Nr. 2 Calcium phosphoricum wird eingesetzt, wenn die Erkrankung mit einem Gewichtsmangel einhergeht. Häufig ist dies beim Diabetes Typ I der Fall. Begleitsymptome in Form von Leistungsminderung, schneller Erschöpfbarkeit, Erkältungs- oder Allergieanfälligkeit sowie Blutarmut können auftreten.

Calcium carbonicum D12 ist das wichtigste Zusatzmittel, wenn Übergewicht zu einem Diabetes geführt hat. Häufig besteht eine Neigung zu Infektionen, Erkältungsanfälligkeit oder Allergieneigung, von Heuschnupfen bis hin zu Asthma. Besonders wenn ausgleichender Sport und die Einhaltung von Diätvorgaben schwerfallen, ist Calcium carbonicum ein wichtiges Mittel.

Nr. 8 Natrium chloratum hat einen starken Bezug zum Organ Niere. Der Überschuss an »Zucker« (Glucose) im Blut führt zu Ablagerungen in den Filtergefäßen der Niere, so dass deren Funktion langfristig gestört wird. Daher ist Natrium chloratum ein wichtiges Mittel, das immer wieder eingesetzt werden sollte, um die Gesundheit der Nieren zu erhalten. Ein auffälliges Symptom sind kalte Hände und Füße, sogar im Sommer, wenn es warm ist.

Nr. 4 Kalium chloratum wird eingesetzt, wenn die Durchblutung in den kleinsten Blutgefäßen (sog. »Kapillaren«) nicht optimal ist. Beim Diabetes werden diese Gefäße durch hohe Blutzuckerwerte langfristig in Mitleidenschaft gezogen. Folglich kommt es zu Durchblutungsstörungen oder Nervenstörungen, was sich u. a. in bläulich verfärbten Händen und Füßen, Taubheitsgefühlen sowie ständigem Frieren äußert. Ein weißer Zungenbelag weist auf den Mangel von Nr. 4 hin.

Durchfall ist ein Symptom, das vor allem dann behandelt werden sollte, wenn es zu Erschöpfung und Mangelsymptomen führt. Als Auslöser steht neben Bakterien und Viren häufig eine Unverträglichkeit bestimmter Lebensmittel im Vordergrund.

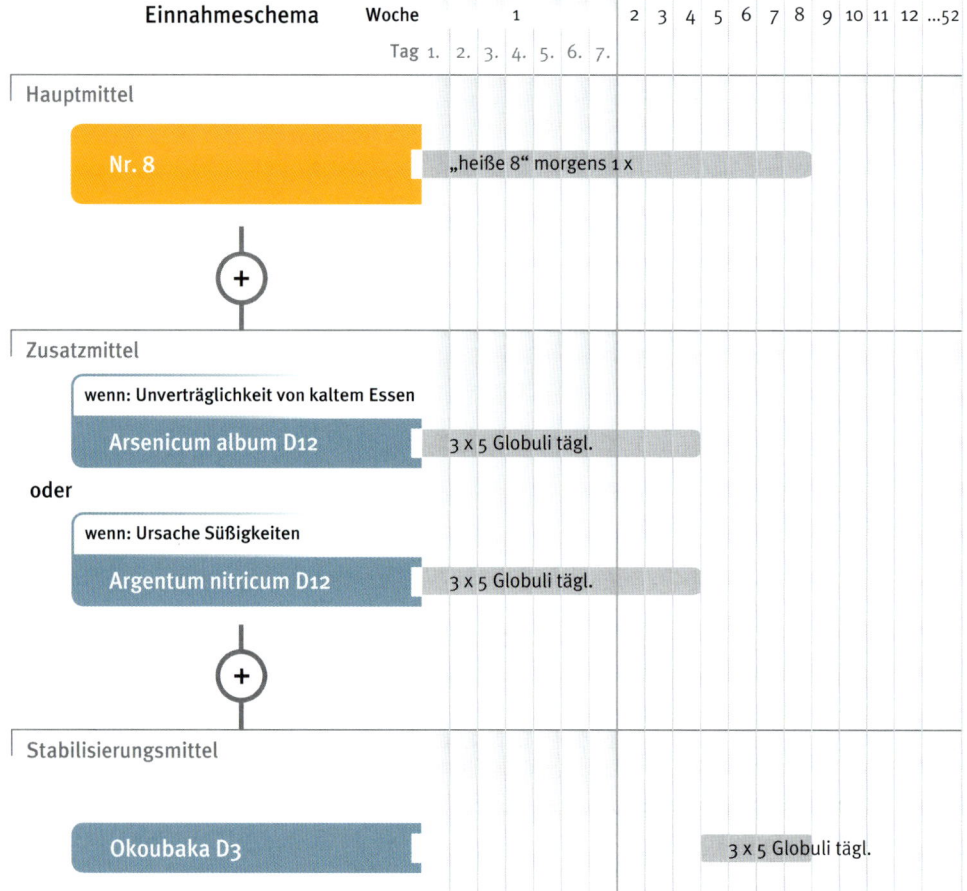

Durchfall

Nr. 8 Natrium chloratum reguliert den Flüssigkeitshaushalt im Körper. Durchfall geht immer mit einem relativ hohen Verlust von Flüssigkeit einher, der sich in Form von Haut- und Schleimhauttrockenheit äußert. Häufig folgt ein Mangel an Spurenelementen oder Mineralien, da deren Rückresorption über den Dickdarm ausbleibt. Nr. 8 hat einen ausgleichenden Einfluss.

Arsenicum album D12 ist ein wichtiges Mittel für Durchfallerkrankungen, besonders, wenn lang anhaltende Durchfälle mit großer Erschöpfung und starkem Frösteln einhergehen. Auslöser sind kaltes Essen oder Durcheinanderessen. Die Betroffenen frieren generell sehr leicht und haben häufig Angst vor Ansteckung oder Krankheiten. Sie bevorzugen warme Speisen und Getränke.

Argentum nitricum D12 kommt zum Einsatz, wenn der Durchfall eindeutig durch den Konsum von Süßem ausgelöst wird. Obwohl Süßigkeiten nicht vertragen werden, ist der Appetit darauf sehr groß. Vor dem Durchfall tauchen unmittelbar starke Blähungen auf. Zahlreiche Ängste, wie z. B. Angst vor dem Zahnarzt, vor großen Höhen, Flugangst oder Prüfungsangst sind ein eindeutiger Hinweis auf den Einsatz des Mittels.

Okoubaka D3 wird als Stabilisierungsmittel eingesetzt, da jeder Durchfall langfristig zu einem Ungleichgewicht der Besiedelung mit Darmbakterien führt. Die für die Verdauungsarbeit notwendigen Bakterienstämme müssen nach einer Durchfallerkrankung wieder aufgebaut werden. Okoubaka gibt den Reiz an den Darm, diese notwenigen Darmbakterien zu bilden. Gleichzeitig hat es eine entgiftende Wirkung, sodass der Darm als Organ gestärkt wird. Bei Reisedurchfällen ist Okoubaka ein besonders wichtiges Mittel.

PRAXISTEIL

Erschöpfung

Chronische Erschöpfung kann zahlreiche Erkrankungen begleiten. Auch nach einer anstrengenden Lebensphase oder starker körperlicher Beanspruchung sind Müdigkeit oder Schwäche für eine gewisse Zeit normal. Ist jedoch keine Ursache erkennbar, kann mangelnde Leistungsfähigkeit sehr belastend sein.

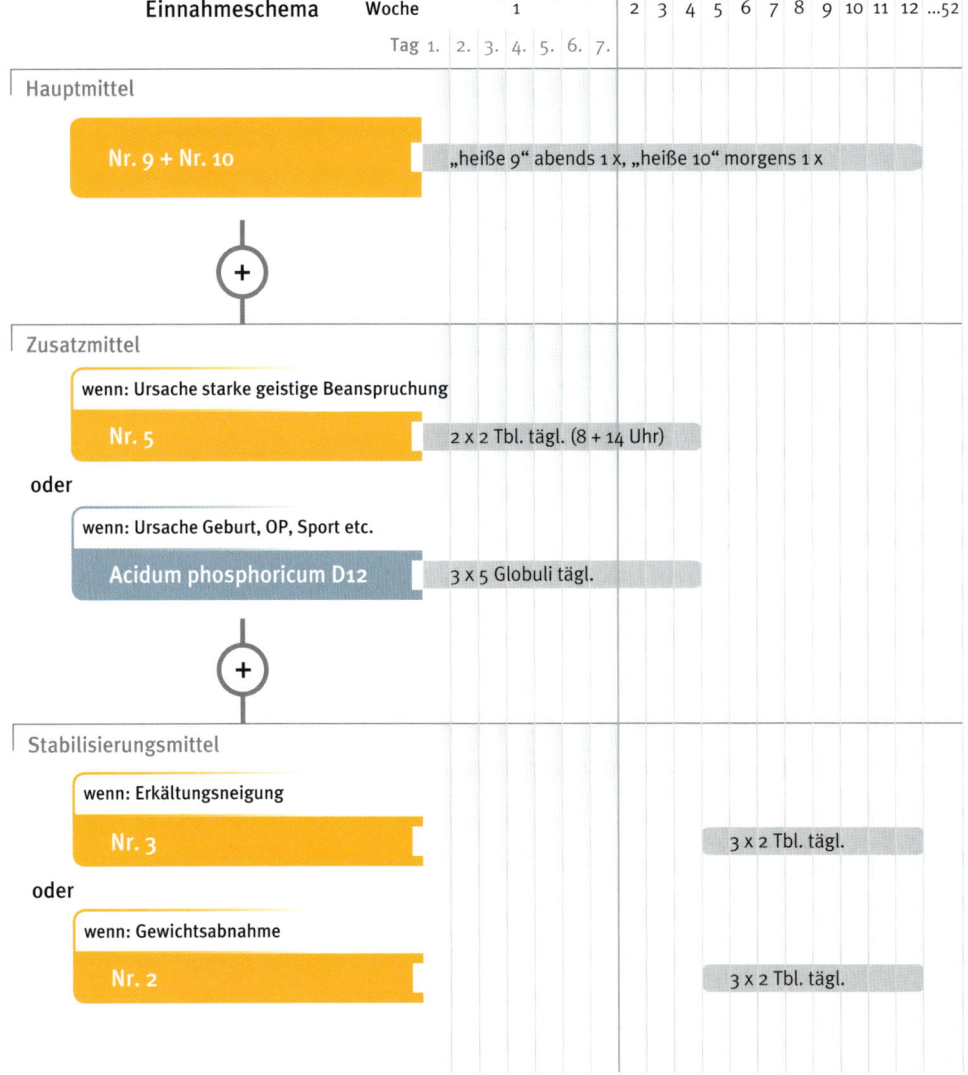

Nr. 9 Natrium phosphoricum bringt einen entgleisten pH-Wert ins Gleichgewicht. Bei einer Übersäuerung werden lebensnotwendige Mineralstoffe und Spurenelemente nicht richtig aufgenommen, so dass ein Mangel entsteht. Dies kann sich in Form von chronischer Erschöpfung und Müdigkeit äußern.

Nr. 10 Natrium sulfuricum hilft, die gepufferten Säuren aus dem Körper auszuscheiden. Es hat einen starken Bezug zum Darm, dessen Funktion angeregt wird. Bei chronischer Müdigkeit liegt der Verdacht auf eine Darmbelastung nahe, insbesondere wenn Verstopfung oder eine unregelmäßige Verdauung besteht.

Nr. 5 Kalium phosphoricum fördert die Leistungsfähigkeit des Gehirns. Es kommt zum Einsatz, wenn eine starke geistige Beanspruchung zur Erschöpfung geführt hat. Meist ist die körperliche Schwäche nur die Folge. Eine innere Rastlosigkeit macht es den Betroffenen schwer, Pausen zu machen.

Acidum phosphoricum D12 wird eingesetzt, wenn der Verlust von Körperflüssigkeiten der Auslöser für die Erschöpfung ist. Dies ist z. B. nach einer Geburt der Fall. Daher ist es ein wichtiges Mittel bei Wochenbettdepressionen. Aber auch eine starke Menstruationsblutung, eine lange (Bauch-) Operation, nächtliche Schweißausbrüche, starkes Schwitzen beim Sport oder hohe sexuelle Aktivität können eine Ursache für die Müdigkeit durch den Verlust von Flüssigkeit sein.

Nr. 3 Ferrum phosphoricum fördert die Eisenversorgung und damit die Sauerstoffversorgung im Körper. Ein latenter (d. h. verborgener) Eisenmangel kann eine Ursache für die Erschöpfung sein. Ein violetter Schatten am inneren Augenwinkel, starke Zugempfindlichkeit oder Erkältungsneigung weisen auf einen Bedarf von Nr. 3 hin.

Nr. 2 Calcium phosphoricum bringt Energie und Kraft. Die Schwäche geht mit einer Gewichtsabnahme einher. Das Mittel verbessert den Appetit, aber auch die Verwertung der Nahrungsmittel. Häufig besteht gleichzeitig eine Allergieneigung, Lebensmittelunverträglichkeit oder Infektanfälligkeit.

PRAXISTEIL

Entzündungen
sind eine Abwehrreaktion auf einen Reiz, der dem Körper Schaden zufügen würde. Die Auslöser können mechanische Verletzungen, Erreger, wie Bakterien und Viren, oder auch Säuren, Giftstoffe sowie Allergene sein.

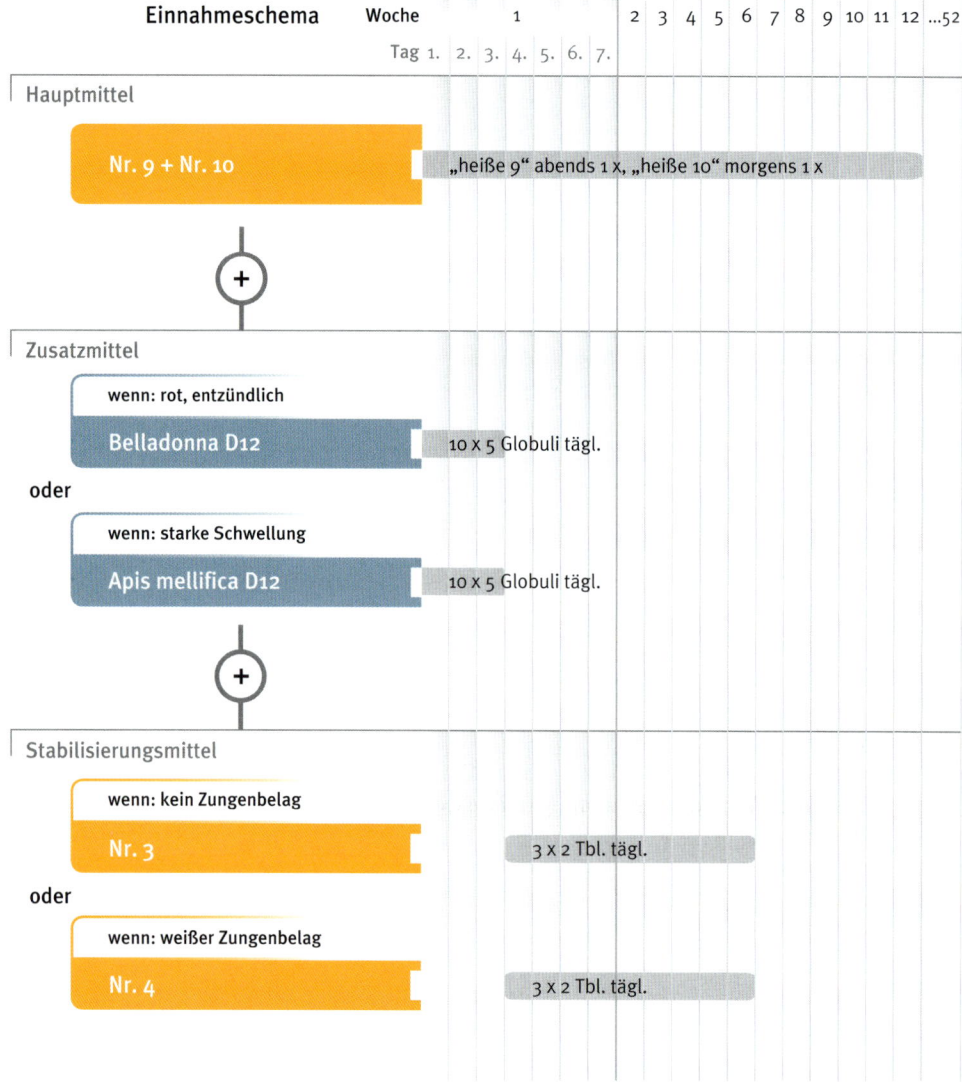

Nr. 9 Natrium phosphoricum ist angezeigt, wenn der Verdacht besteht, dass die Entzündungsreaktion durch eine Übersäuerung (siehe S. 32) genährt wird – was sehr häufig der Fall ist. Säuren können dieselbe Reaktion auslösen wie ein Allergen, Virus oder Bakterium.

Nr. 10 Natrium sulfuricum rundet die Wirkung von Nr. 9 ab und bringt die gebundenen Säuren zu den Ausscheidungsorganen Leber, Darm und Niere. Die Anregung der Darmtätigkeit ist bei allen Entzündungsreaktionen notwendig, um schädliche Stoffe schnell auszuscheiden.

Belladonna D12 ist das wichtigste homöopathische Mittel für alle akuten Entzündungen. Neben großen Schmerzen und Rötung fällt ein starkes Klopfen und Pulsieren auf, jedoch ohne dass Eiter die Entzündung begleitet (in diesem Fall bräuchte man Hepar sulfuris D12). Hohes Fieber ist bei Kindern wahrscheinlich, bei Erwachsenen eher selten. Belladonna ist ein Akutmittel, das nur wenige Tage eingesetzt wird.

Apis mellifica D12 wird eingesetzt, wenn bei der Entzündung die Schwellung mit einem stechenden Schmerz im Vordergrund steht. Die Rötung ist nur mäßig ausgeprägt, aber die Erwärmung des Gewebes verlangt nach Kühlung, sodass man auf jeden Fall ein Coldpack oder einen Eisbeutel auflegen möchte.

Nr. 3 Ferrum phosphoricum ist ein wichtiges Entzündungsmittel, wenn die Ursache der Entzündung unklar ist und die Symptome nur mild ausgeprägt sind. Die Schmerzen, Rötung und Schwellung des Gewebes sind gering. Meist besteht auch kein Fieber. Wenn die Entzündung tief im Gewebe sitzt, kann abends lokal die Salbe Nr. 3 eingesetzt werden.

Nr. 4 Kalium chloratum ist das richtige Mittel für Entzündungen, die immer wieder erscheinen oder nie richtig abklingen. Die Sekrete, die abgesondert werden, sind hell, weißlich oder hellgelb. Die Zunge hat einen weißen Belag. Wenn die Entzündung tief im Gewebe sitzt, kann abends lokal die Salbe Nr. 4 eingesetzt werden.

PRAXISTEIL

Erkältungen oder grippale Infekte sind ein alltäglicher Begriff für eine akute Infektionskrankheit, die durch Viren oder Bakterien verursacht wird. Der Auslöser ist trockene oder nasse Kälte, wobei Nässe die Kältewirkung verstärkt. Meist sind die Schleimhäute betroffen: die Nase läuft und der Hals kratzt.

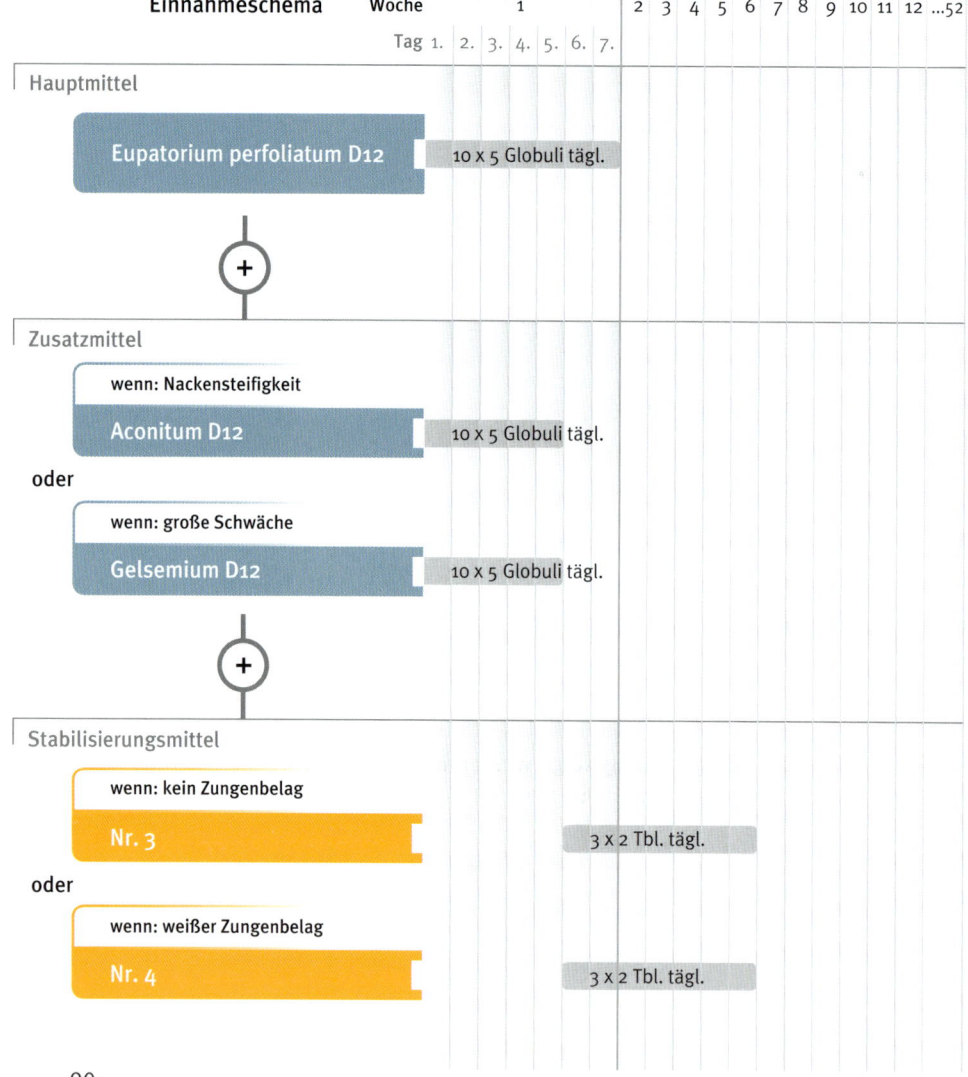

Eupatorium perfoliatum D12 ist bei allen Erkältungssymptomen angezeigt und für alle Altersgruppen hilfreich. Typisch ist, dass die Erkältung mit häufigem Niesen beginnt. Knochen- oder Gliederschmerzen können auftreten. Da es als Akutmittel eingesetzt wird, ist die Einnahmedauer nur kurz.

Aconitum D12 ist ein wichtiges homöopathisches Mittel, wenn kalter, trockener Wind die Ursache ausgelöst hat. (Stirn-)Kopfschmerzen, akute Mittelohrentzündung oder ein steifer Nacken können die Symptome begleiten, die meist plötzlich in der Nacht auftreten. Bei Kindern besteht oft gleichzeitig hohes Fieber, jedoch ohne Schwitzen.

Gelsemium D12 wird bei der sog. »Kopfgrippe« eingesetzt. Die Schmerzen ziehen vom Nacken aus zur Stirn und legen sich wie ein Band um den ganzen Kopf. Die Erkrankten fühlen sich dabei sehr zittrig und schwach, so dass sie sich kaum auf den Beinen halten können. Sie sitzen aber gern in der Sonne, da die Beschwerden draußen besser werden.

Nr. 3 Ferrum phosphoricum dient der Stärkung der Immunabwehr. Besonders angezeigt ist es bei Klein- und Schulkindern, deren Immunsystem noch nicht voll ausgebildet ist, sowie bei Menschen, die sehr zugempfindlich sind. Bei der Erkältung fällt auf, dass alle Symptome relativ milde ausgeprägt sind: die Betroffenen fühlen sich »nicht richtig krank und nicht richtig gesund«. Die Zunge ist ohne Belag und rosa.

Nr. 4 Kalium chloratum ist angezeigt, wenn immer wiederkehrende Erkältungen schnell zu deutlichen Schleimhautsymptomen führen. Die Sekrete sind weiß oder hellgelb. Die Zunge ist ebenfalls weiß belegt – das ist das wichtigste Indiz für den Einsatz dieses Mittels. Häufig sind die Symptome chronisch und werden unter Umständen nie richtig stark, heilen aber auch nicht vollständig aus.

Gastritis

Gastritis ist eine Entzündung der Magenschleimhaut und entsteht durch Auslöser wie Stress, Ärger oder Bakterien. Bei chronischen Beschwerden liegt meist ein empfindsamer Magen vor. Ein Magengeschwür oder andere schwerwiegende Ursachen sind schulmedizinisch auszuschließen.

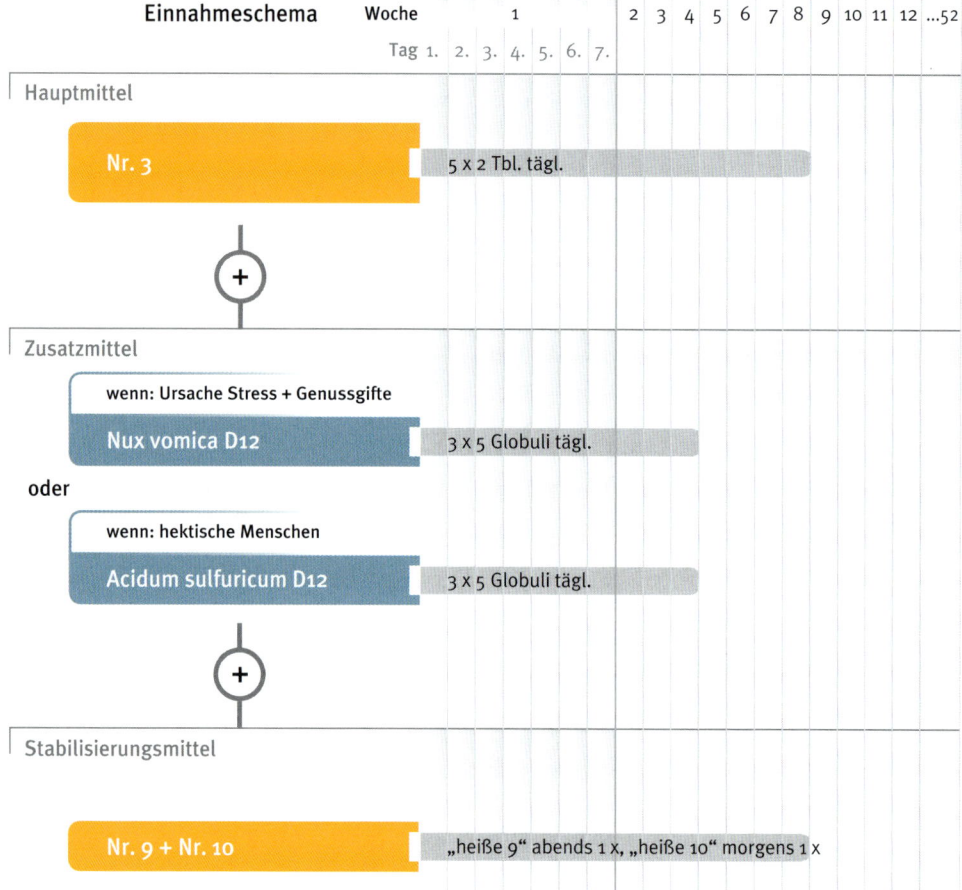

Gastritis

Nr. 3 Ferrum phosphoricum ist als akutes Entzündungsmittel ebenfalls bei einer Magenschleimhautentzündung angezeigt. Dabei sind im Anfangsstadium die Symptome nur leicht ausgeprägt. Möglicherweise bestehen die Beschwerden schon seit längerer Zeit latent und werden von Müdigkeit oder körperlicher Schwäche begleitet.

Nux vomica D12 wird für Menschen eingesetzt, die viel Stress und einen empfindlichen Magen haben. Meist wird die Belastung als positiver Stress empfunden. Allerdings wird neben der hohen Arbeitsintensität viel Kaffee konsumiert, geraucht und wenig während des Tages gegessen. Bei abendlichen Mahlzeiten werden schwere Speisen bevorzugt. Diese führen ein bis zwei Stunden nach dem Essen zu Beschwerden. Der Alkoholkonsum beeinflusst die Gesamtsituation negativ, wird aber zur Anregung der Verdauung benötigt.

Acidum sulfuricum D12 ist angezeigt, wenn alles in Eile ausgeführt wird. Die Betroffenen haben keine Ruhe und so wird auch schnell und hastig gegessen. Das Bedürfnis nach Alkohol ist groß, weil es den Verdauungsprozess erleichtert. Das Hauptsymptom der Gastritis ist das Sodbrennen, das aber interessanterweise durch Alkohol gebessert wird. Eine ausgeprägte Schwäche und Zittrigkeit macht den Betroffenen zu schaffen.

Nr. 9 Natrium phosphoricum nimmt Einfluss auf eine Übersäuerung, die sich natürlich besonders im Magen mit seinem sauren Milieu äußern kann. Insbesondere wenn Sodbrennen oder saures Aufstoßen schon seit einiger Zeit bestehen, liegt der Verdacht einer Übersäuerung nahe.

Nr. 10 Natrium sulfuricum bringt die gebundenen Säuren zu den Ausscheidungsorganen Leber, Darm und Niere. Durch die hohe Säureproduktion und die Entzündung sind die nachfolgenden Organe betroffen und in ihrer Funktion eingeschränkt. Nr. 10 hat hier einen regulierenden Einfluss auf Dünn- und Dickdarm.

Haarausfall stellt eine Belastung dar, insbesondere dann, wenn die Betroffenen es gewohnt waren, gesunde Haare in ausreichender Zahl zu haben. Haarausfall kann hormonell, durch Stress oder Medikamente bedingt sein, aber auch als Zeichen einer Übersäuerung auftreten.

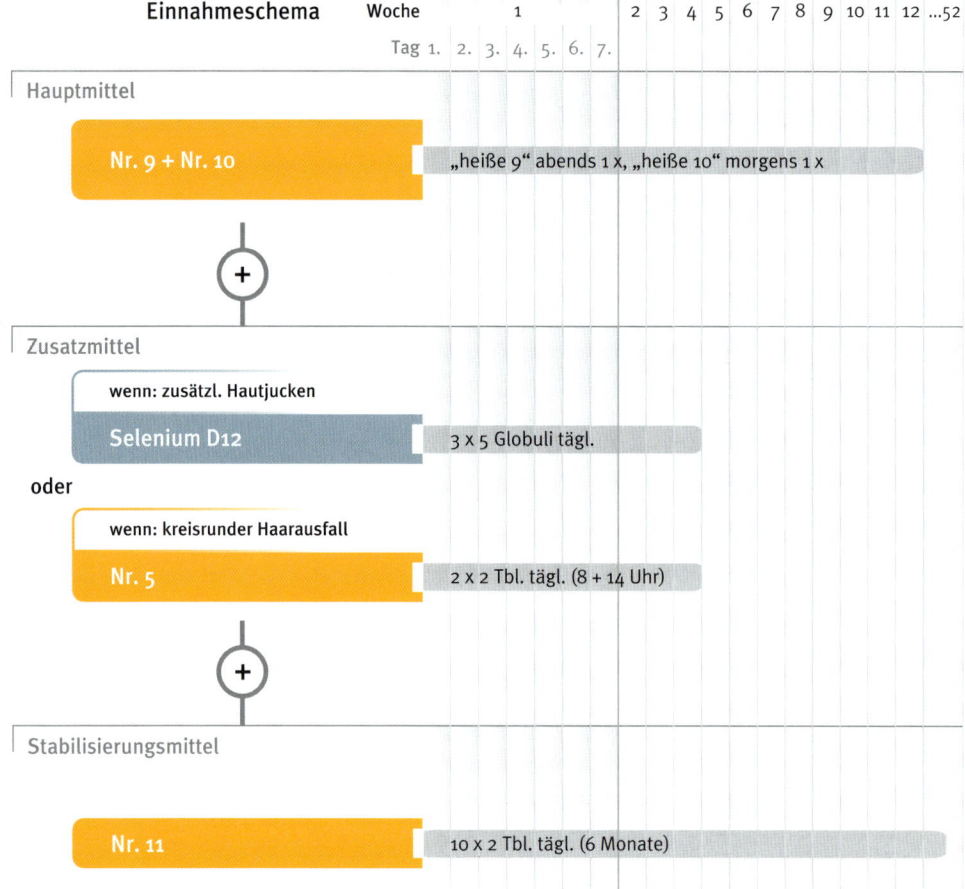

Nr. 9 Natrium phosphoricum ist das wichtigste Mittel bei Haarausfall, wenn eine Übersäuerung die Ursache ist. Der Körper legt dabei die überschüssigen und schädlichen Säuren in den Haaren ab, die daraufhin ausfallen. Somit stellt der Haarausfall einen Versuch dar, den Körper vor den Säuren zu schützen und kann als sinnvolle Reaktion angesehen werden.

Nr. 10 Natrium sulfuricum bringt die gebundenen Säuren zu den Ausscheidungsorganen Leber, Darm und Niere. Die anregende Wirkung von Natrium sulfuricum zeigt sich besonders in der Verdauungsaktivität. Manchmal macht sich dies in leichtem Durchfall bemerkbar, der in diesem Fall aber erwünscht ist.

Selenium D12 ist ein wichtiges Spurenelement, das bei Haarausfall fehlt. Häufig begleitet Schwäche oder Müdigkeit das Symptom. Der Haarausfall von Augenbrauen oder Barthaaren ist ein weiterer Hinweis, ebenso juckende Hautsymptome. Häufig fühlt sich die Kopfhaut gespannt an.

Nr. 5 Kalium phosphoricum ist angezeigt, wenn es sich um kreisrunden Haarausfall handelt. Meist liegen gleichzeitig Erschöpfungssymptome vor, die sich vor allem in geistiger Erschöpfung und innerer Unruhe äußern. Aber auch Konzentrationsstörungen oder Kopfschmerzen können ein Mangelzeichen sein und werden gleichzeitig mit dem Haarausfall gebessert.

Nr. 11 Silicea ist ein wichtiges Mittel für gesundes Haarwachstum, was durch glänzende und kräftige Haare gekennzeichnet ist. Silicea bringt alle notwendigen Nährstoffe zu den Haaren. Darüber hinaus hat es eine positive Wirkung auf die Nägel und die Haut. Neben Haarausfall kann die Neigung zu Abszessen oder Furunkeln sowie Schwitzen am Kopf, an den Händen und Füßen mit stark riechendem Schweiß ein weiterer Hinweis auf einen Silicea-Mangel sein.

Hexenschuss

Hexenschuss oder auch Ischialgie genannt bezeichnet eine Irritation des Ischiasnervs im Bereich der Lumbalregion des Rückens, also im Übergang der Lendenwirbelsäule zum Kreuzbein. Es handelt sich um ein akutes Geschehen, das insbesondere bei nasskaltem Wetter oder nach Überlastung auftritt.

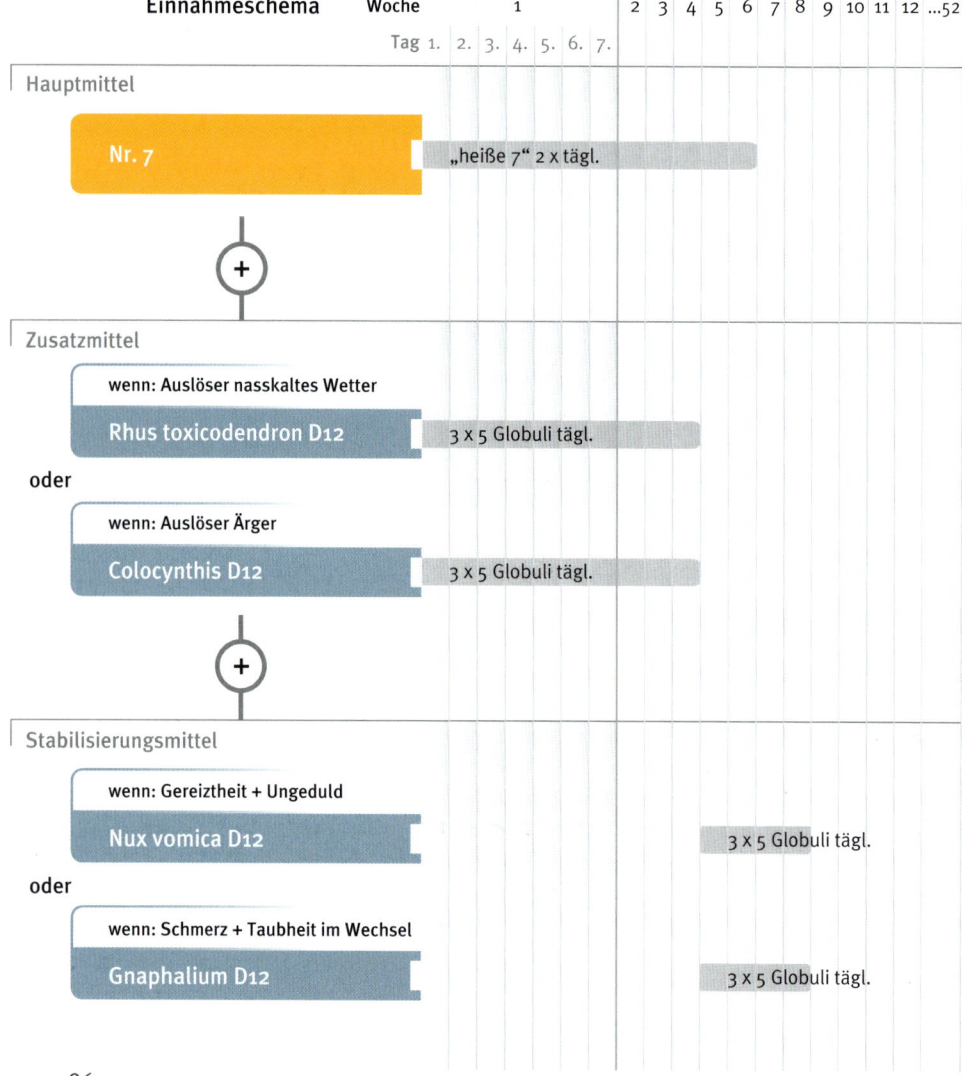

Hexenschuss

Nr. 7 Magnesium phosphoricum entspannt die Muskeln. Schmerzhafte Beschwerden wie ein Hexenschuss gehen immer mit Verspannungen einher oder werden von diesen verursacht. Magnesium ist im Körper eine der wichtigsten Substanzen, damit die Muskeln reibungslos arbeiten. Um einen noch stärkeren Effekt zu erzielen, kann das Mittel auch als Salbe Nr. 7 im betroffenen Areal einmassiert werden. In der Akutphase morgens und abends.

Rhus toxicodendron D12 wird als Akutmittel benötigt, wenn Nässe und Kälte einen Hexenschuss ausgelöst haben. Wärme und Bewegung bessern den Schmerz. Daher werden wärmende Salben, warme Anwendungen, Massagen oder Rotlicht als sehr angenehm empfunden. Die Bewegung ist anfangs schmerzhaft, was jedoch mit andauernder, leichter Bewegung nachlässt. Die Betroffenen möchten nicht im Bett liegen.

Colocynthis D12 kommt ebenfalls als Akutmittel zum Einsatz, wenn klimatisch Nässe und Kälte vorhanden sind, allerdings nur in Verbindung mit einem Ärgernis. Man hat sich über irgendetwas sehr geärgert oder aufgeregt und am Abend oder in der Nacht treten die Beschwerden akut auf, meistens auf der linken Seite. Auffällig ist, dass Druck den Schmerz lindert. Sich krümmen oder auf der schmerzhaften Seite liegen wird als wohltuend empfunden.

Nux vomica D12 ist ein homöopathisches Mittel für Menschen, die sich viel Stress bei einer ungesunden, sitzenden Lebensweise zumuten: starker Konsum von Kaffee, Tabak und Alkohol sowie große Mahlzeiten am Abend. Der Hexenschuss ist dann eher ein Zeichen der Überlastung, das zum Innehalten zwingen soll. Gereiztheit oder Ungeduld, vor allem durch die Einschränkung der Leistungsfähigkeit, sind weitere Hinweise für den Bedarf des Mittels.

Gnaphalium D12 wird eingesetzt, wenn der Hexenschuss mit Taubheit einhergeht, vor allem wenn sich Taubheitsgefühl und Schmerz abwechseln. Meist ist das Symptom chronisch und tritt regelmäßig auf. Im Bereich der Waden, Füße oder Sprunggelenke kommt es zu Schmerzen oder Krämpfen. Der Betroffene ist durch die Schmerzen leicht gereizt, im Liegen wird es jedoch besser.

PRAXISTEIL

Heuschnupfen
ist eine Abwehrreaktion des Körpers gegen Pollen oder ähnliche Auslöser. Sie kann von leichten Symptomen mit Schnupfen und tränenden oder juckenden Augen bis hin zu schweren allergischen Reaktionen wie z. B. Asthma reichen.

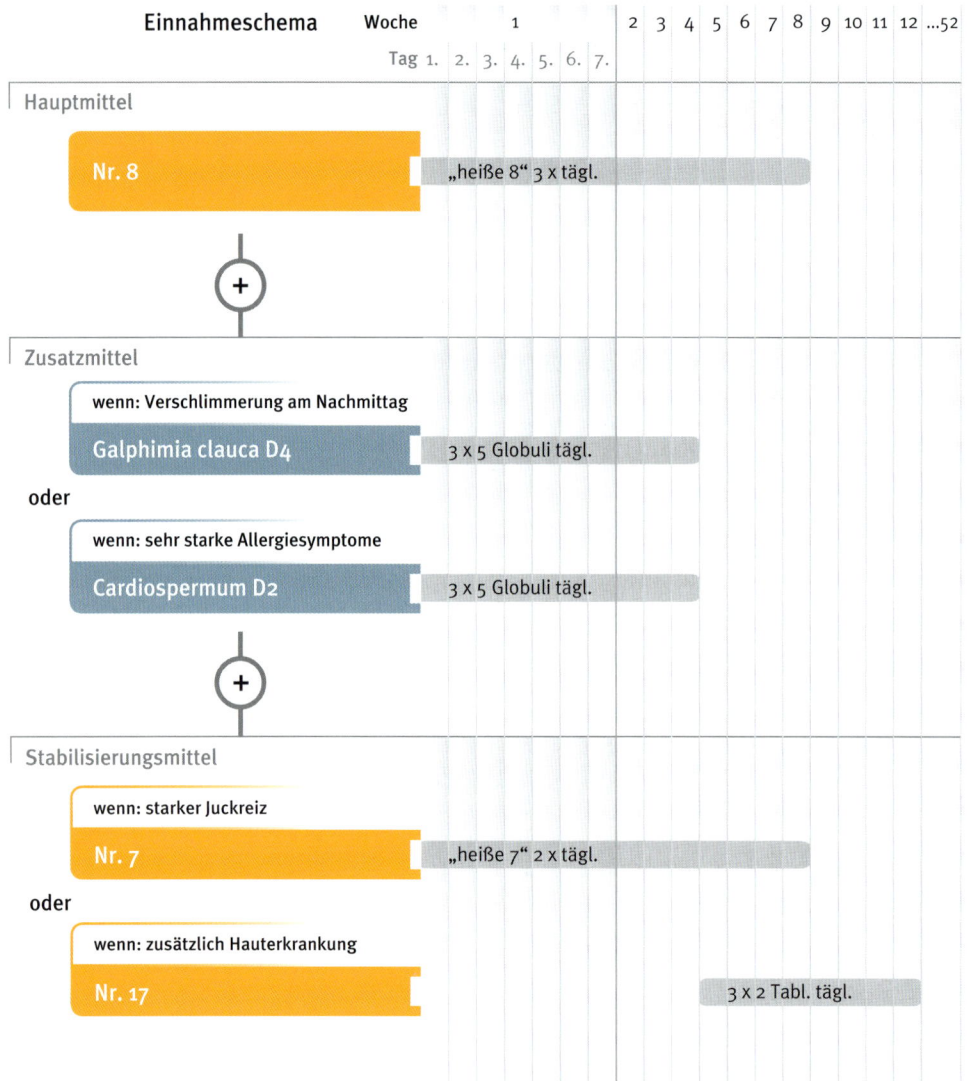

Heuschnupfen

Nr. 8 Natrium chloratum ist das Akutmittel bei allen Zuständen großer Trockenheit oder überschießender Flüssigkeiten. Beim Heuschnupfen stehen eine laufende Nase und tränende Augen im Vordergrund und schränken die Leistungsfähigkeit ein. Das Bronchialsekret ist meist klar und farblos.

Galphimia glauca D4 wird bei Heuschnupfen, allergischem Schnupfen mit häufigem Niesen, allergischem Asthma und allergischen Hauterkrankungen gleichermaßen eingesetzt. Die Symptome der Trockenheit sind so stark, dass sie als Brennen empfunden werden. Eine Verschlimmerung tritt meist am Nachmittag auf. Der Heuschnupfen wird von Erschöpfung und Müdigkeit begleitet.

Cardiospermum D2 gleicht in seiner chemischen Struktur dem Kortison und hat daher als Akutmittel eine ähnliche Wirkung. Es wird eingesetzt, wenn die Allergiesymptome extrem ausgeprägt sind. Wenn gleichzeitig Neurodermitis oder Psoriasis bestehen, passt es besonders gut.

Nr. 7 Magnesium phosphoricum wird akut gegen juckende Symptome eingesetzt. Meist sind es die Augen, die oft auch heiß sind und brennen. Interessanterweise lindert Wärme den Juckreiz, während Kälte ihn verschlimmert. Bei der Unverträglichkeit von Lebensmitteln tritt das Jucken mit Schwellung im Mundbereich auf. In all diesen Fällen verschafft eine »heiße 7« Linderung.

Nr. 17 Manganum sulfuricum stärkt die Immunkräfte und ist das Hauptmittel bei chronischen Beschwerden. Es wird bei Allergien aller Art eingesetzt, hat aber seine besondere Wirksamkeit, wenn gleichzeitig Hauterkrankungen wie Neurodermitis oder Psoriasis vorliegen.

Alle hier genannten Mittel beeinflussen nur die akute Heuschnupfensymptomatik. Sie stellen jedoch keine Ursachenbehandlung dar. Dafür ist eine Behandlung der Allergie in der anfallsfreien Zeit nötig (Allergie, S. 60).

Impotenz

Bei der Impotenz ist die sexuelle Leistungsfähigkeit des Mannes beeinträchtigt. Als Ursachen werden Stress, Bluthochdruck, Alkoholkonsum, Rauchen oder Diabetes diskutiert.

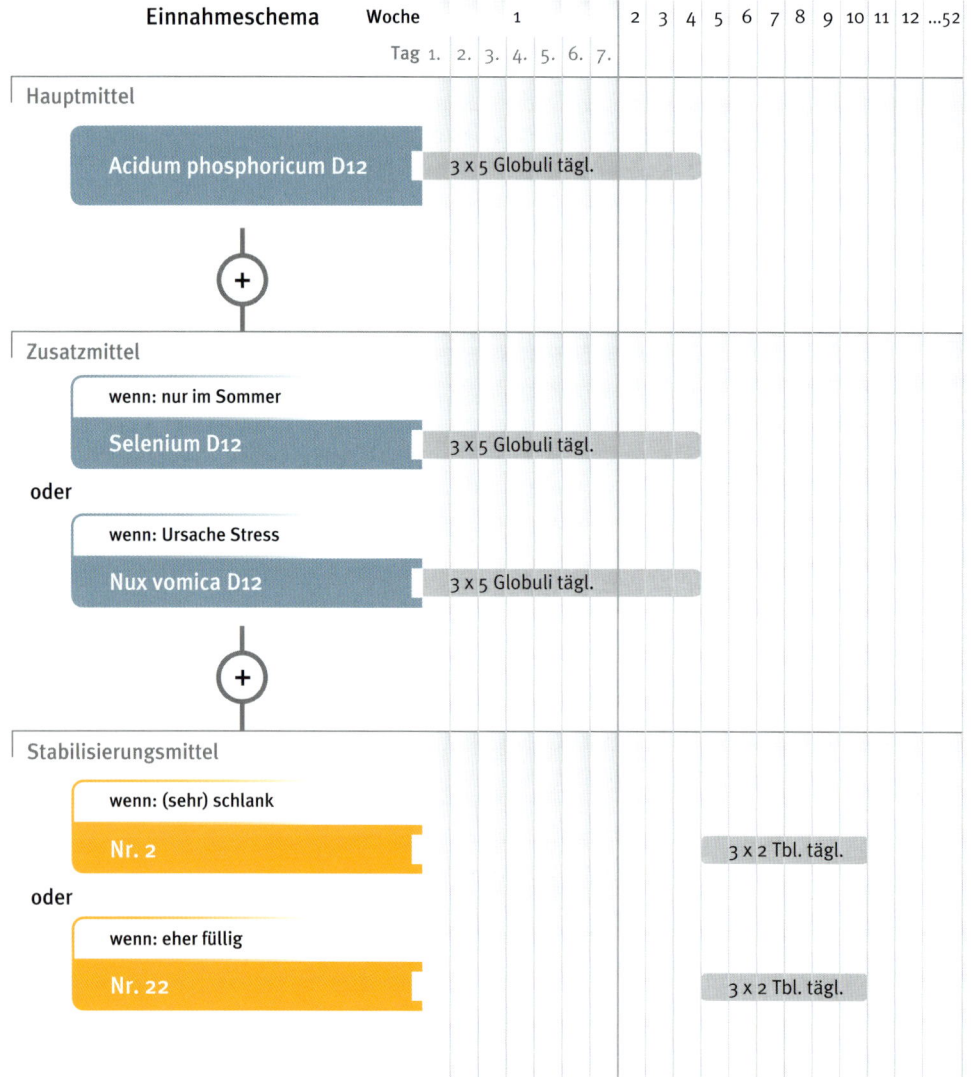

Acidum phosphoricum D12 kommt zum Einsatz, wenn Körperflüssigkeiten verloren gehen und dies zu Erschöpfung führt. Auch das Sperma zählt in diesem Fall zu Körperflüssigkeiten, wenn auch die Menge gering ist. Das direkte Einschlafen nach dem Akt, was von einer tiefen Erschöpfung ausgelöst wird, gibt einen Hinweis auf den Einsatz des Mittels. Möglicherweise wird das Symptom von Stimmungsschwankungen oder einem seelisches Tief begleitet. Starkes Schwitzen, vor allem in der Nacht oder bei Anstrengung, weist auf einen Bedarf hin.

Selenium D12 wird eingesetzt, wenn die Leistungsschwäche in heißem Klima oder im Sommer überhaupt erst auftritt oder schlimmer wird. Es kann eine gewisse Traurigkeit vorkommen, die mit starken erotischen Gedanken einhergeht oder auch mit einer gewissen Gereiztheit nach dem Geschlechtsakt. Einschlafstörungen und frühes Erwachen sind ebenfalls wertvolle Hinweise auf den Bedarf des Mittels.

Nux vomica D12 ist für Menschen hilfreich, deren Lebenselixier die Arbeit ist. Folglich arbeiten sie sehr viel und achten wenig auf ihren Körper: sie trinken viel Kaffee und Alkohol oder Rauchen. Somit zählen sie zur Risikogruppe für Impotenz. Da die sexuelle Aktivität vor allem der Entspannung dient, bleibt langfristig die natürliche Erholung aus.

Nr. 2 Calcium phosphoricum ist das richtige Mittel, wenn die Leistungsschwäche am Ende einer lang währenden Erschöpfung auftritt. Häufig ist dies nach zehrenden Krankheiten, langer Rekonvaleszenz, nach einem Unfall oder bei andauerndem Stress, der zu Gewichtsverlust führt, der Fall. Nr. 2 stärkt die körperliche Leistungsfähigkeit.

Nr. 22 Calcium carbonicum wird immer dann eingesetzt, wenn eine tief greifende Erschöpfung nach zehrenden Krankheiten, langer Rekonvaleszenz, nach einem Unfall oder bei andauerndem Stress auftritt, aber die Betroffenen von Natur aus eher zu viel Gewicht aufweisen oder sogar zugenommen haben.

Kitzelhusten wird besonders dann als belastend empfunden, wenn er in einer ruhigen Umgebung auftritt oder aber nachts den Schlaf verhindert. Häufig begleitet ein Räuspern das Symptom, das eher von andern als störend empfunden wird.

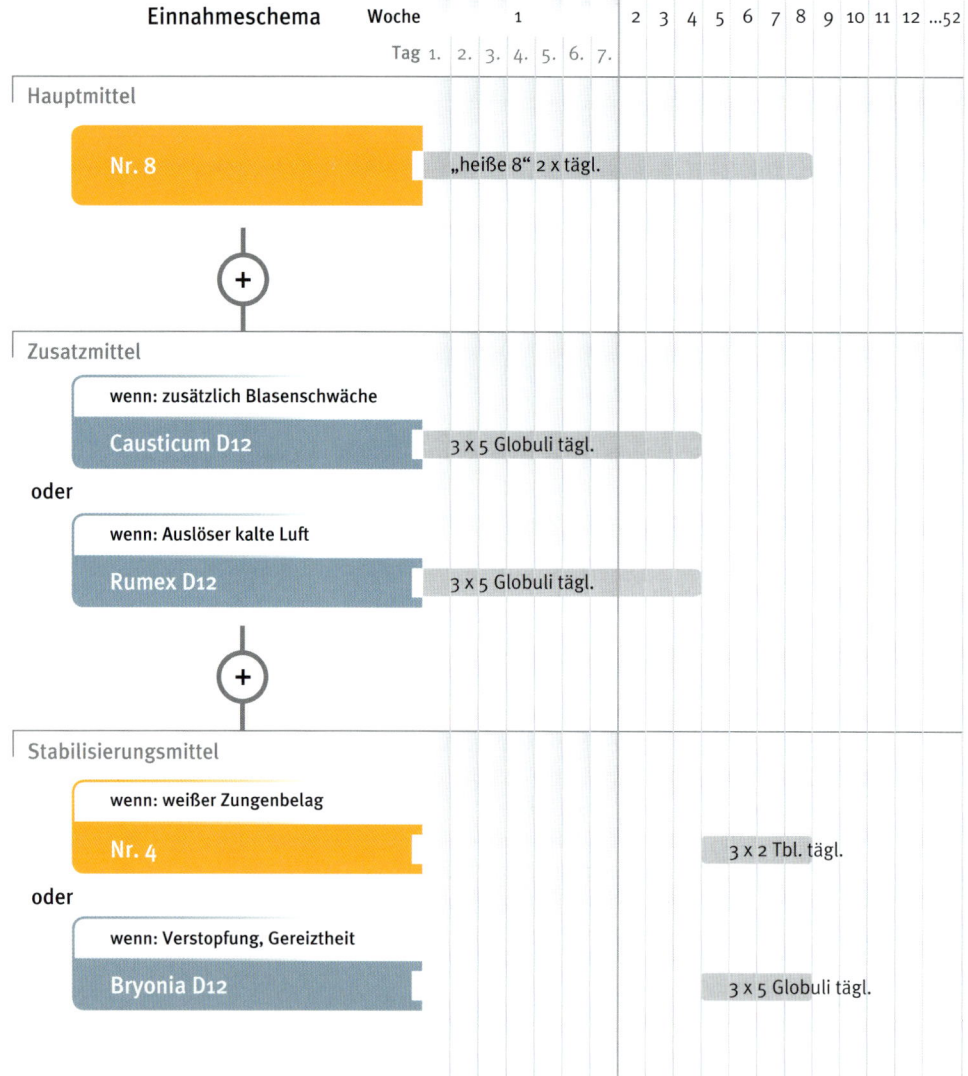

Kitzelhusten

Nr. 8 Natrium chloratum findet Einsatz bei allen Zuständen großer Trockenheit. Häufig steht der Kitzelhusten in Verbindung mit geheizten Räumen, daher tritt er eher im Winter auf und bleibt über die Sommermonate aus. Das Trinken von kleinen Schlucken hilft nur begrenzt, da das Wasser vom Körper nicht richtig verarbeitet wird. Heuschnupfen, Wasseranlagerungen (sog. »Ödeme«) insbesondere an den Knöcheln, können einen weiteren Hinweis für den Einsatz von Nr. 8 geben.

Causticum D12 ist für Betroffene, die Linderung des Kitzelhustens durch das Trinken von kaltem Wasser erfahren. Abends verschlimmert sich der Kitzelhusten und erschwert das Einschlafen, da er nur durch ständiges Trinken oder das Lutschen von Bonbons verhindert werden kann. Tagsüber wird zähes Sekret Stück für Stück hochgeräuspert. Inhalieren oder der Aufenthalt im Dampfbad wird als wohltuend empfunden, da feuchte Wärme die Beschwerden lindert. Eine bestehende Blasenschwäche sichert die Auswahl des Mittels.

Rumex D12 wird eingesetzt, wenn der trockene, quälende Husten das Einschlafen verhindert. Kalte Luft wird nicht gut vertragen, daher ist im Schlafzimmer das Fenster zumindest im Winter geschlossen. Am Tag wird der Mund mit einem Schal oder Tuch bedeckt, um den Hustenreiz durch kalte Luft zu verhindern.

Nr. 4 Kalium chloratum wird eingesetzt, um die Schleimhäute zu reinigen, z. B. von alten Infektionen oder Belastungen der Atemwege durch Rauchen, Abgase oder chemische Substanzen. Stark hervortretende Äderchen im Gesichtsbereich oder violette Verfärbungen an Fingern oder den Innenseiten der Fußknöchel, sind ein wichtiger Hinweis für den Einsatz der Nr. 4.

Bryonia D12 kann einen trockenen Reizhusten gut beeinflussen, wenn er nachts zum Aufsetzen zwingt. Warme Zimmerluft löst den Hustenreiz aus, weshalb das Fenster eher weit geöffnet ist. Der Husten tritt tagsüber vorrangig nach dem Essen oder Trinken auf. Verstopfung und die Neigung, gereizt zu reagieren wenn man keine Ruhe findet, bestärken die Auswahl des Mittels.

PRAXISTEIL

Konzentrationsprobleme
Die Fähigkeit, sich für eine begrenzte Zeit auf eine Sache zu konzentrieren, ist erlernbar und bedeutet, dass man sich ausschließlich einem Thema, einer Tätigkeit oder einer Person widmet. Betroffene empfinden Konzentrationsprobleme als sehr unangenehm.

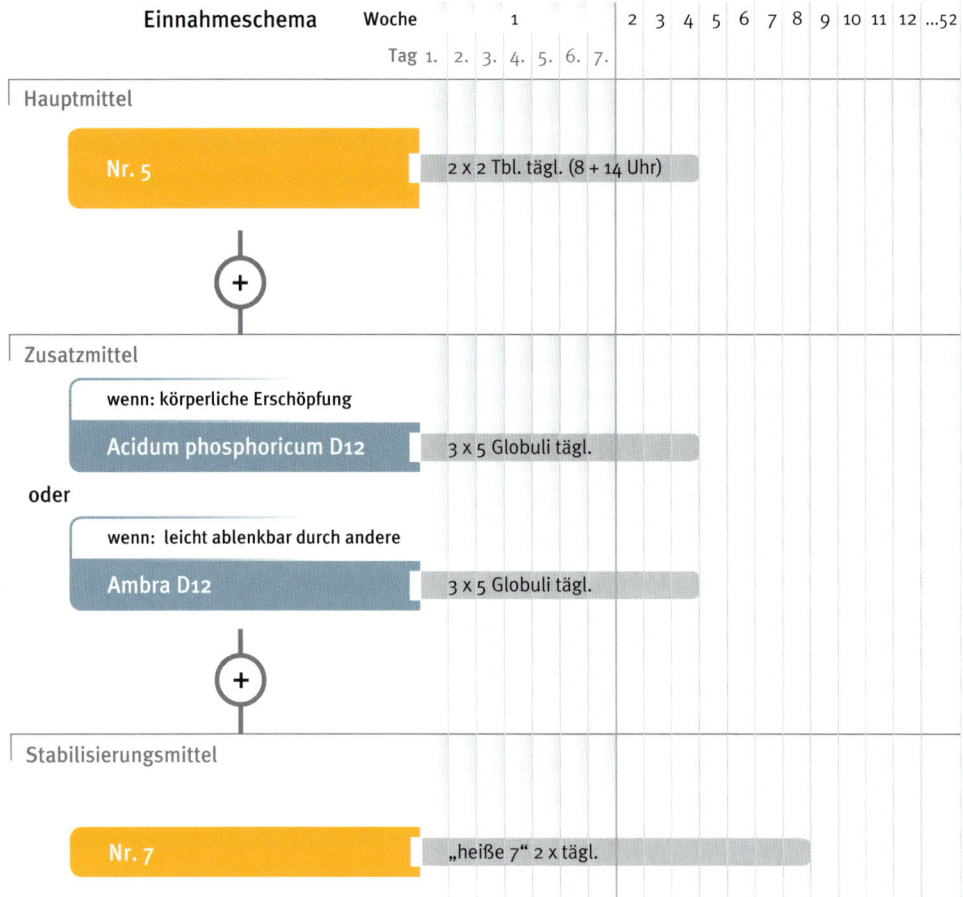

Nr. 5 Kalium phosphoricum kommt bei Konzentrationsproblemen zum Einsatz, wenn lange Prüfungsphasen oder schwierige Schulfächer das Gehirn sehr fordern. Häufig besteht gleichzeitig eine körperliche Unruhe oder der Schlaf ist gestört. Das Mittel sollte nicht am Abend eingenommen werden.

Acidum phosphoricum D12 wird eingesetzt, wenn ein Verlust von Körperflüssigkeiten zu einer generellen Erschöpfung oder Schwächung des Körpers geführt hat. Das kann eine Geburt, aber auch starkes nächtliches Schwitzen, extremes Schwitzen beim Sport, Saunabesuche oder Blutspenden sein. Die Betroffenen können ihre Gedanken nicht richtig sammeln, aber auch Dinge nur schwerlich begreifen. Das Lebensgefühl ist geprägt von einer großen Lustlosigkeit.

Ambra D12 ist ein gutes Mittel bei Menschen, die generell zu nervöser Überempfindlichkeit neigen. Hier ist die Ursache für den Konzentrationsmangel die leichte Ablenkbarkeit in der Gegenwart anderer Menschen. Alleine kann man sich besser konzentrieren. Es fällt vor allem schwer, die Gedanken von unangenehmen Dingen zu lösen. Ruhelosigkeit und schlechter Schlaf verstärken das Problem.

Nr. 7 Magnesium phosphoricum wird bei Krämpfen und Anspannung eingesetzt, die auch die Durchblutung des Gehirns verschlechtern kann. Durch die Engstellung der Gefäße wird das Gehirn nicht mit lebensnotwendiger Glucose versorgt, was zu Unruhe führt. Große Lust auf dunkle Schokolade, vor allem in Situationen der Anspannung, ist ein deutlicher Hinweis auf eine Mangelsituation und den Bedarf der Nr. 7.

Praxisteil

Akuter Kopfschmerz

Akuter Kopfschmerz gehört neben Rückenschmerzen zu den am häufigsten genannten Symptomen von Patienten. Es gibt äußere Auslöser, z. B. zu viel Sonne bei einem Sonnenstich oder innere Auslöser, wie etwa Giftstoffe. Alkohol kann z. B. den sog. »Katerkopfschmerz« nach sich ziehen.

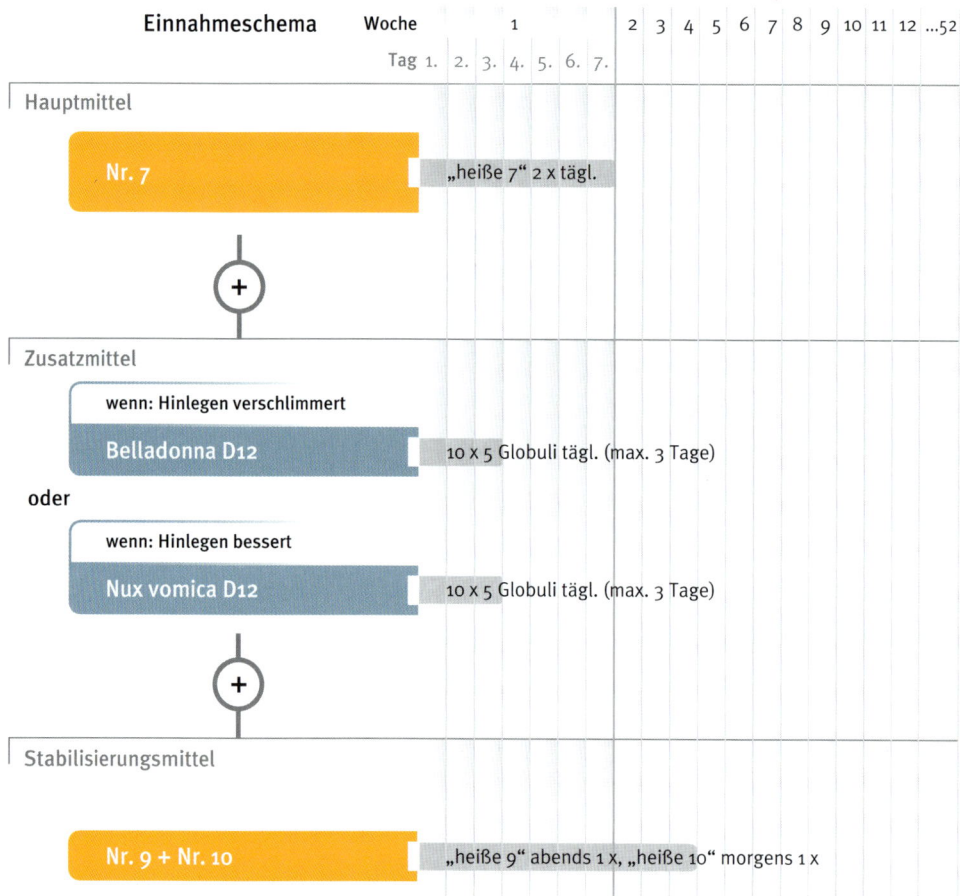

Nr. 7 Magnesium phosphoricum beeinflusst die Spannung der Muskulatur. Muskuläre Verspannung im Nackenbereich, aber auch Krämpfe der Gehirnblutgefäße können den Kopfschmerz auslösen. Ein starkes Verlangen nach dunkler Schokolade kann ein Hinweis auf einen Magnesiummangel sein. Der Einsatz der Salbe Nr. 7, die abends im Nackenbereich einmassiert wird, ist eine gute Ergänzung zur Einnahme des Mittels.

Belladonna D12 ist das Akutmittel bei allen klopfenden und pochenden Symptomen. Der Schmerz ist evtl. so stark, dass man das Gefühl hat, der Kopf würde zerspringen oder das Gehirn wäre zu eng im Kopf eingepfercht. Übelkeit oder Erbrechen können den Schmerz begleiten. Weiterhin besteht eine extreme Empfindlichkeit gegenüber äußeren Reizen wie Licht, Geräusche oder Erschütterungen. Hinlegen verschlimmert die Beschwerden. Starker Druck auf den Kopf erleichtert den Schmerz.

Nux vomica D12 wird eingesetzt, wenn der Kopfschmerz durch eine akute Vergiftungssituation entstanden ist, z. B. durch Alkohol, Medikamente oder chemische Ausdünstungen. Starker Druck, aber auch Hinlegen und Schlaf bessert den Schmerz. Es sollte viel Wasser oder Tee getrunken werden, um die Ausscheidung der belastenden Substanzen zu fördern.

Nr. 9 Natrium phosphoricum hat seine Hauptwirkung bei Übersäuerung, die sich auch in Kopfschmerzen äußern kann. Das Gehirn reagiert auf einen entgleisten pH-Wert mit Schmerz und Anspannung. Auslöser für die Übersäuerung können Süßigkeiten, Kaffee, Alkohol, aber auch Fleisch, Käse oder Weizenprodukte sein.

Nr. 10 Natrium sulfuricum bringt die gebundenen Säuren zu den Ausscheidungsorganen Leber, Darm und Niere. Gerade wenn Giftstoffe die Ursache für den Kopfschmerz sind, ist eine Anregung der Darmtätigkeit sehr sinnvoll. Eine vorübergehende Neigung zu Durchfall kann auftreten, da auslösende Giftstoffe schnell ausgeschieden werden sollen.

PRAXISTEIL

Chronischer Kopfschmerz

wird von vielen Betroffenen, im Gegensatz zum akuten Symptom, auf die Dauer nicht mehr wahrgenommen. Er wird nur noch bemerkt, wenn der Schmerz unerträglich stark ist. Das Gefühl der völligen Schmerzfreiheit ist nahezu unbekannt.

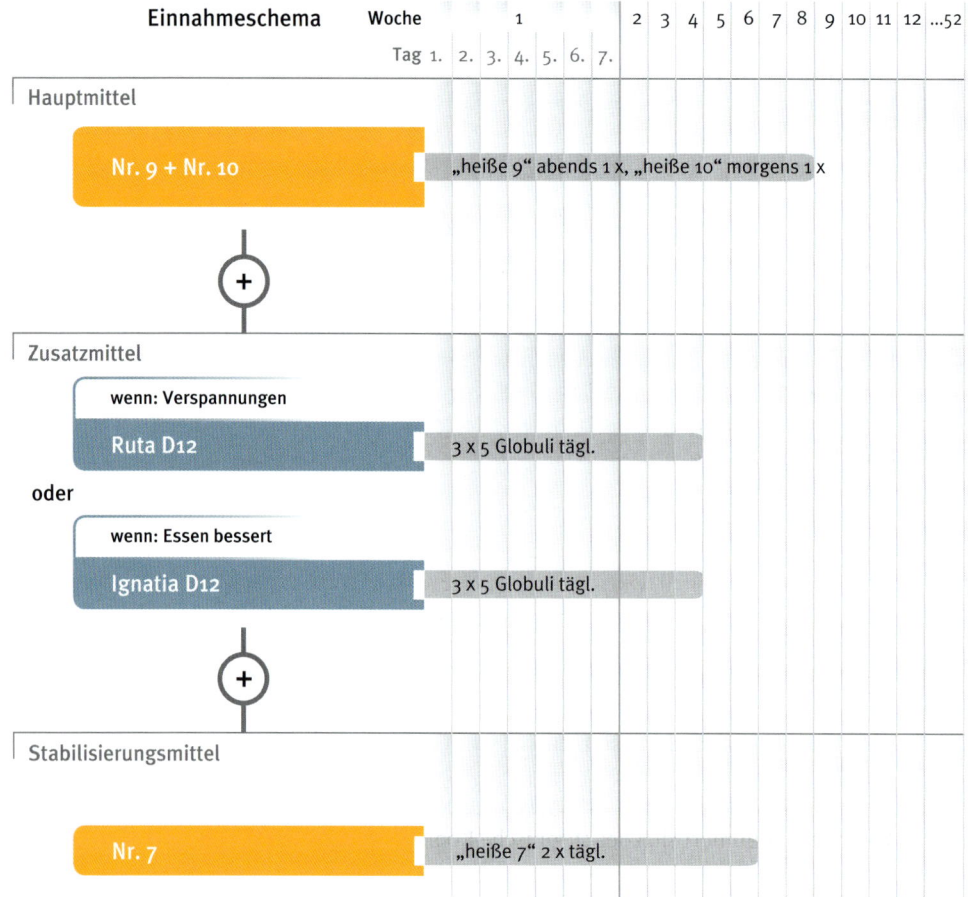

Nr. 9 Natrium phosphoricum hat seine Hauptwirkung bei Übersäuerung, die sich u. a. in chronischen Kopfschmerzen äußern kann. Der pH-Wert des Blutes ist zu sehr im sauren Bereich, folglich reagiert das Gehirn auf dieses Ungleichgewicht mit Schmerzen. Da Stress oder Anspannung die Übersäuerung verstärken, verschlimmert sich auch der Kopfschmerz.

Nr. 10 Natrium sulfuricum bringt die gebundenen Säuren zu den Ausscheidungsorganen Leber, Darm und Niere. Insbesondere wenn Giftstoffe die Auslöser sind, wirkt eine Anregung der Darmtätigkeit entlastend.

Ruta D12 hat einen besonderen Einfluss auf die Sehnen. Häufig stehen Kopfschmerzen in Verbindung mit Nackenbeschwerden, einer Verkrampfung der Augenmuskulatur bzw. den Sehnen, die die Bewegung des Augapfels steuern. Ursache dafür ist meist Computerarbeit, die in kürzester Zeit Kopfschmerzen auslöst. Wärme in jeglicher Form lindert die Symptome und Massagen oder Bewegungsübungen werden als angenehm empfunden.

Ignatia D12 wird eingesetzt, wenn Kummer den Kopfschmerz ausgelöst hat. Als Ursache kommt eine Trennungssituation in Frage, der Tod eines geliebten Menschen, aber auch der Wegzug eines guten Freundes. Der Kopfschmerz ist eher über der Nasenwurzel und Rauch oder Gerüche verschlimmern ihn extrem. Starke Stimmungsschwankungen oder emotionale Ausbrüche können begleitend auftreten. Interessanterweise wird der Kopfschmerz durch Essen gebessert, was häufig zu einer Gewichtszunahme trotz Kummer führt.

Nr. 7 Magnesium phosphoricum ist das Schmerzmittel der Schüßler-Therapie. Meist verschlimmert sich der chronische Kopfschmerz durch Stress und Anspannung. Großer Appetit auf dunkle Schokolade weist auf einen Magnesiummangel hin. Als Unterstützung für die Behandlung kann abends die Salbe Nr. 7 im Nackenbereich oder an den Füßen einmassiert werden.

PRAXISTEIL

Krampfadern

Krampfadern sind Gefäßerweiterungen, die vor allem die Beine oder inneren Organe betreffen. Wärme löst Schwellungen und Ödeme (siehe S. 126) aus, was als unangenehm empfunden wird. Es besteht eine Entzündungsneigung, die Schmerzen mit sich bringt.

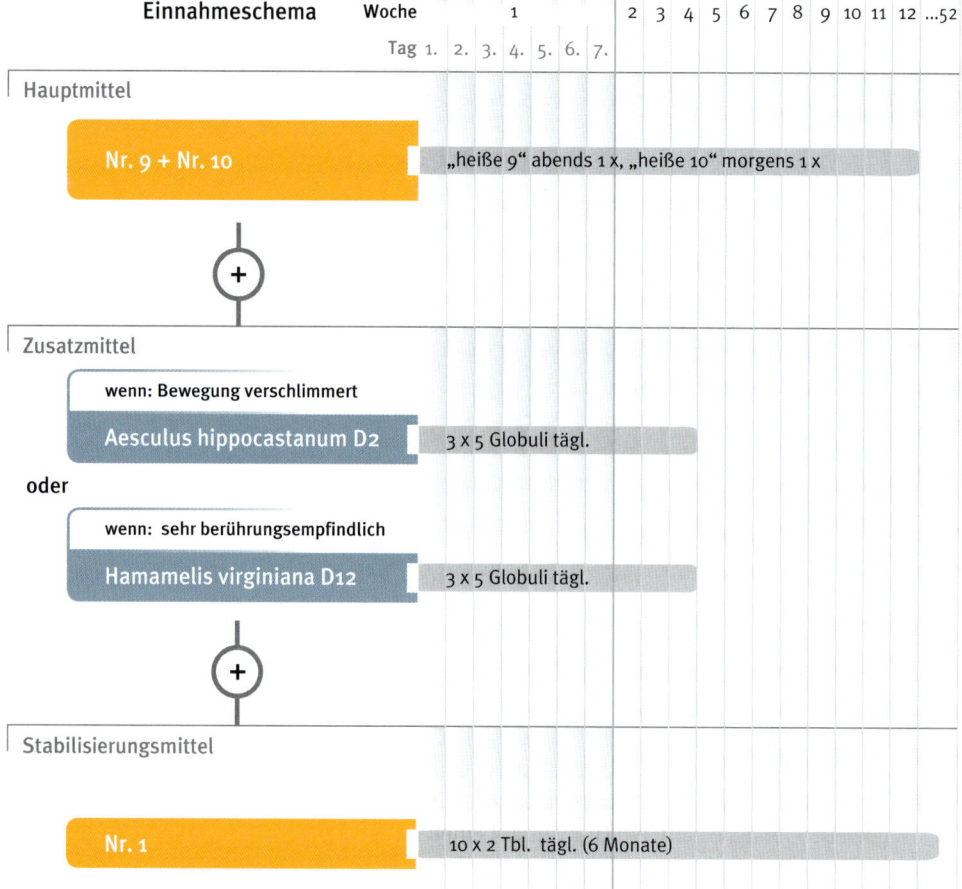

110

Nr. 9 Natrium phosphoricum ist das Hauptmittel bei Übersäuerung. So wie Säuren auf einer offenen Wunde brennen, so kann eine Übersäuerung auch die Venen und Blutgefäße zu entzündlichen Prozessen reizen. Daher wäre die Wirkung von Nr. 3 gegen die Entzündung nur eingeschränkt wirksam und vergebens, da die Entzündungsneigung auf die Säuren zurückzuführen ist.

Nr. 10 Natrium sulfuricum ergänzt Nr. 9 und bringt die gebundenen Säuren zu den Ausscheidungsorganen Leber, Darm und Niere. Bei der Neigung zu Ödemen wird Flüssigkeit nicht nur über die Nieren, sondern möglicherweise auch über den Darm ausgeschieden, was zu leichten Durchfällen führen kann. Starke Unterlidödeme, besonders morgens, sind ein Hinweis auf den Bedarf.

Aesculus hippocastanum D12 ist ein wichtiges Venenmittel, das auch in der Pflanzenheilkunde zum Einsatz kommt. Bei extremen venösen Stauungen mit bereits purpurn verfärbten Krampfadern ist es gut geeignet, wenn die Beschwerden durch Gehen oder Bewegung schlimmer werden. Rückenschmerzen im unteren tiefen Rückenbereich sichern den Einsatz des Mittels.

Hamamelis virginiana D12 wird eingesetzt, wenn die entzündlichen Venen extrem berührungsempfindlich sind oder bereits offene Wunden entstanden sind. Da das Einmassieren einer Salbe durch die Berührungsempfindlichkeit unmöglich ist, kann Arnika-Gel als Ergänzung morgens und abends leicht aufgetragen werden. Bei offener Haut nicht direkt im oder am Wundgebiet einsetzen!

Nr. 1 Calcium fluoratum ist das Hauptmittel für Venenschwäche, da es die Festigkeit des Bindegewebes und der Haltestruktur der Gefäße verbessert. Bindegewebeschwäche kann ein Hinweis auf einen Mangel des Mittels sein. Um einen guten Effekt zu erzielen, sollte es höher dosiert und langfristig eingesetzt werden. Bei einem fortgeschrittenen Zustand empfiehlt sich die Verlängerung der Einnahmezeit auf 12 Monate. Die Salbe Nr. 1 kann abends auf die betroffenen Stellen zum Herzen hin einmassiert werden.

PRAXISTEIL

Kummer
Der Verlust eines guten Freundes durch den Umzug in eine andere Stadt kann ebenso Kummer auslösen, wie die Trennung der Eltern. Die Folge können zahlreiche körperliche Symptome sein: von Schlafstörungen über Magen-Darm-Beschwerden bis zu Kopfschmerzen.

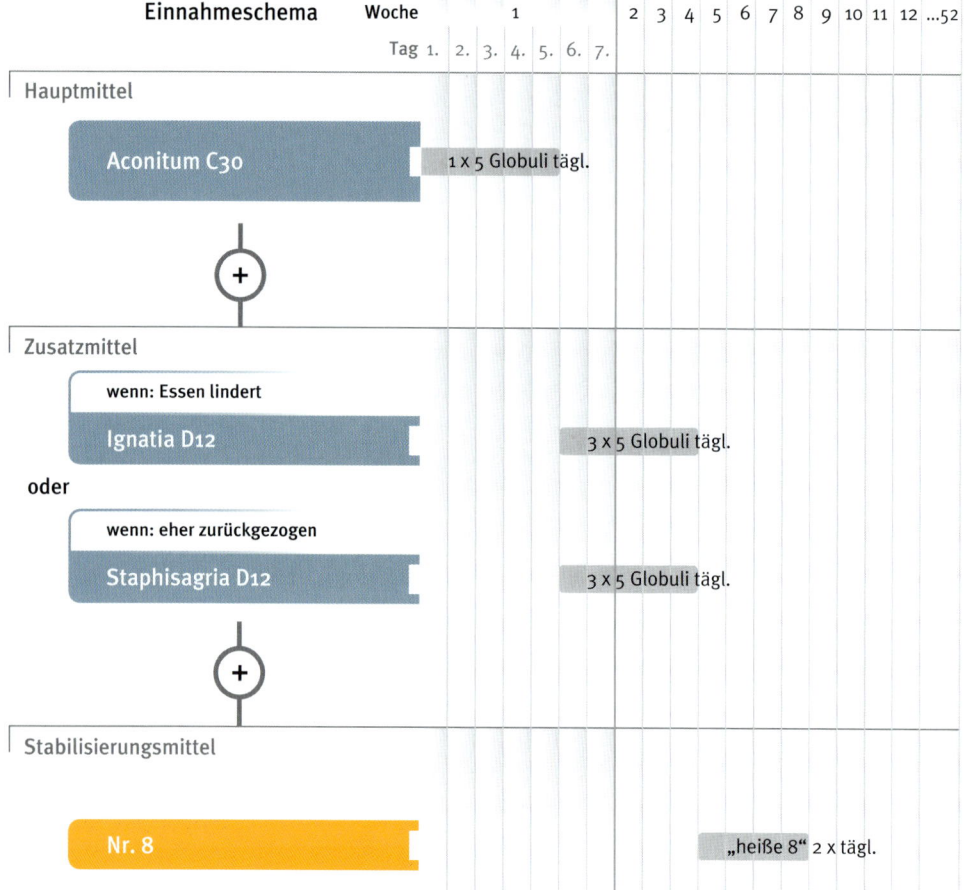

Aconitum C30 ist ein Mittel gegen Schockzustände. Eine Trennung oder ein Verlust führt schnell zu einer Schockreaktion: die Betroffenen sind erstarrt, wie benommen oder orientierungslos. Um diese erste Reaktion aufzulösen, ist Aconitum das wichtigste Mittel. Es ist eines der wenigen homöopathischen Mittel, das in der mittleren Potenz (siehe S. 45) angewendet werden kann. Träume, die den Schlaf stören oder eine starke Unruhe sind weitere Kennzeichen für den Einsatz von Aconitum.

Ignatia D12 ist das wichtigste Kummermittel in der Homöopathie. Auffällig sind starke Stimmungsschwankungen und eine gewisse Unberechenbarkeit. Tiefe Traurigkeit oder Weinkrämpfe wechseln sich mit Lachanfällen ab und erschweren den Umgang mit den Betroffenen. Auffällig ist die große Empfindlichkeit gegenüber Gerüchen. Sowohl Tabakrauch als auch Essensgerüche können Symptome wie Kopfschmerzen oder Übelkeit auslösen. Ein Kloßgefühl im Hals oder die Neigung, aus Kummer zu essen, sichern die Auswahl.

Staphisagria D12 ist für Betroffene, die durch vulkanartige Gefühlsausbrüche auffallen, während sie nach außen generell eher ruhig auftreten. Gefühle werden lange verdrängt, bis sie sich dann unerwartet explosionsartig Luft machen. Mutlosigkeit oder Erschöpfung treten gleichzeitig auf und die Betroffenen sind schwer dazu zu bewegen, über ihr Anliegen zu sprechen.

Nr. 8 Natrium chloratum ist das Mittel der Wahl bei allen Zuständen großer Trockenheit oder überschießender Flüssigkeiten. In diesem Fall ist es das richtige Mittel für Tränen, die nicht geweint werden, aber auch für Menschen, bei denen das Weinen kein Ende findet. Die Betroffenen ziehen sich eher zurück und mögen keinen Trost. Verstopfung oder Durchfall, ein nächtlicher Reizhusten, der den Schlaf stört, oder sehr trockene Haut, sind weitere Hinweise, die für einen Einsatz von Nr. 8 sprechen.

Leberbeschwerden

Die Leber ist das aktivste und wärmste Stoffwechselorgan im ganzen Körper. Die Hauptaufgabe neben der Enzymbildung und dem Aufbau von Eiweißstoffen ist der Abbau und die Ausscheidung von Giftstoffen und Stoffwechselabfällen.

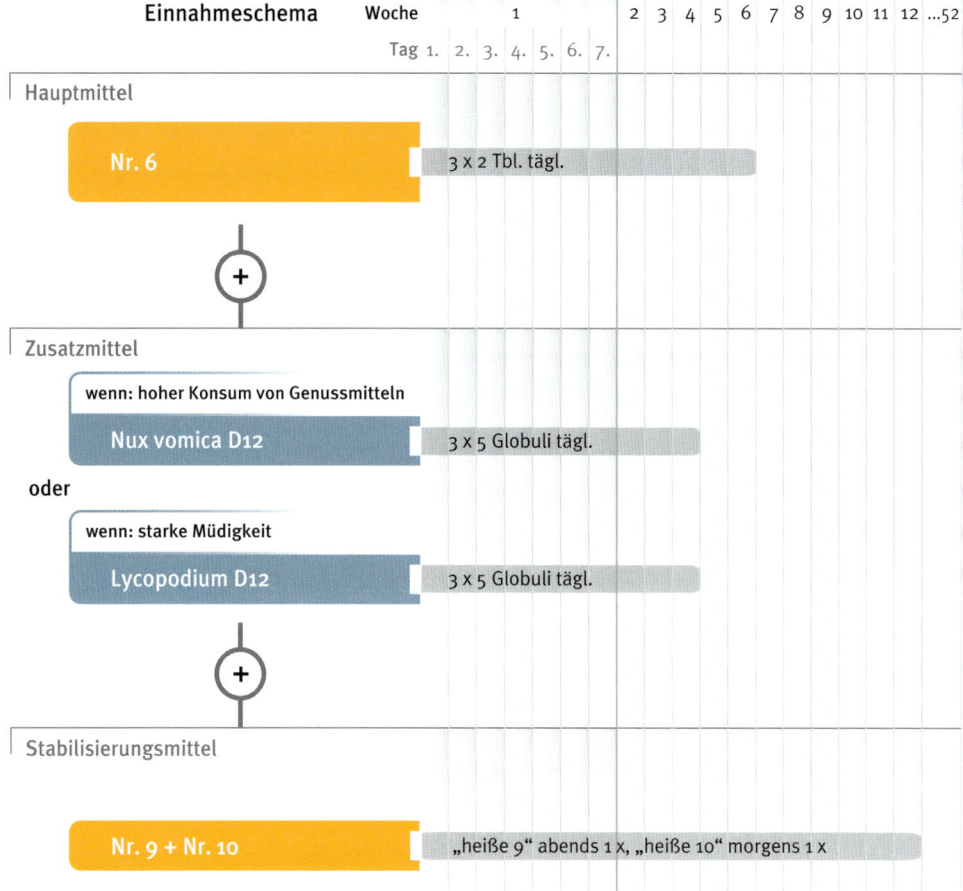

Nr. 6 Kalium sulfuricum fördert die Reinigungs- und Regenerationsfunktion der Leber. Die Einnahme von starken Medikamenten, Stress oder Alkoholkonsum belasten die Leber als Filterorgan. Das nächtliche Erwachen zwischen 1:00 Uhr und 3:00 Uhr ist ein erstes Zeichen für eine Überlastung. Eine Veränderung der Leberwerte weist auf einen fortgeschrittenen Prozess hin. Chronische Entzündungen oder eine Infektanfälligkeit, die schnell zu gelben Sekreten führt, kann ebenso wie ein gelber Zungenbelag ein Hinweis auf die Leberbelastung sein.

Nux vomica D12 stärkt die Ausscheidungs- und Filterfunktion der Leber, die besonders nachts aktiv ist. Die Betroffenen wachen häufig zwischen 1:00 Uhr und 3:00 Uhr auf. Wenn Stress oder Anspannung bestehen, aber auch bei einem großen Konsum von Kaffee, Alkohol oder starken Medikamenten, die die Leber belasten, ist der Einsatz von Nux vomica sehr sinnvoll.

Lycopodium D12 stärkt die Leber als Organ, wenn die Schwäche konstitutionell bedingt ist. Die Betroffenen sind chronisch müde und erschöpft, sie neigen zu Erkältungen und haben das Bedürfnis nach warmem Essen und Trinken. Es wird ein »scharfer Intellekt, aber eine schwache Muskelkraft« beschrieben. Häufig ist der Bauch dick aufgetrieben, während der restliche Körper mager ist.

Nr. 9 Natrium phosphoricum hat seine Hauptwirkung bei Übersäuerung. Säuren können auch durch Fett gebunden und neutralisiert werden. Daher besteht ein großer Appetit auf fettreiches Essen, das aber nicht gut vertragen wird. Fettige Haare, fettige Haut bis hin zur Fettleber können einen Bedarf von Nr. 9. anzeigen. Ein weiterer Hinweis ist große Müdigkeit.

Nr. 10 Natrium sulfuricum transportiert die gebundenen Säuren zum Darm. Unterlidödeme (sog. »Tränensäcke«) am Morgen, die im Laufe der Zeit dauerhaft auftreten, oder starke Blähungen zeigen einen Mangel an. Die Anwendung des Mittels kann vorübergehend zu Durchfall führen, das ist allerdings gewünscht, da so ein schnellerer Transport von Giftstoffen aus dem Körper gewährleistet ist.

Magen-Darm-Grippe

ist ein akuter Entzündungszustand des Verdauungstraktes, der durch Viren oder verdorbene Nahrungsmittel verursacht wird. Die Symptome sind geprägt von einer besonderen Heftigkeit und einem schnellen Verlauf. Die Erschöpfung besteht oft über die Akutphase hinaus.

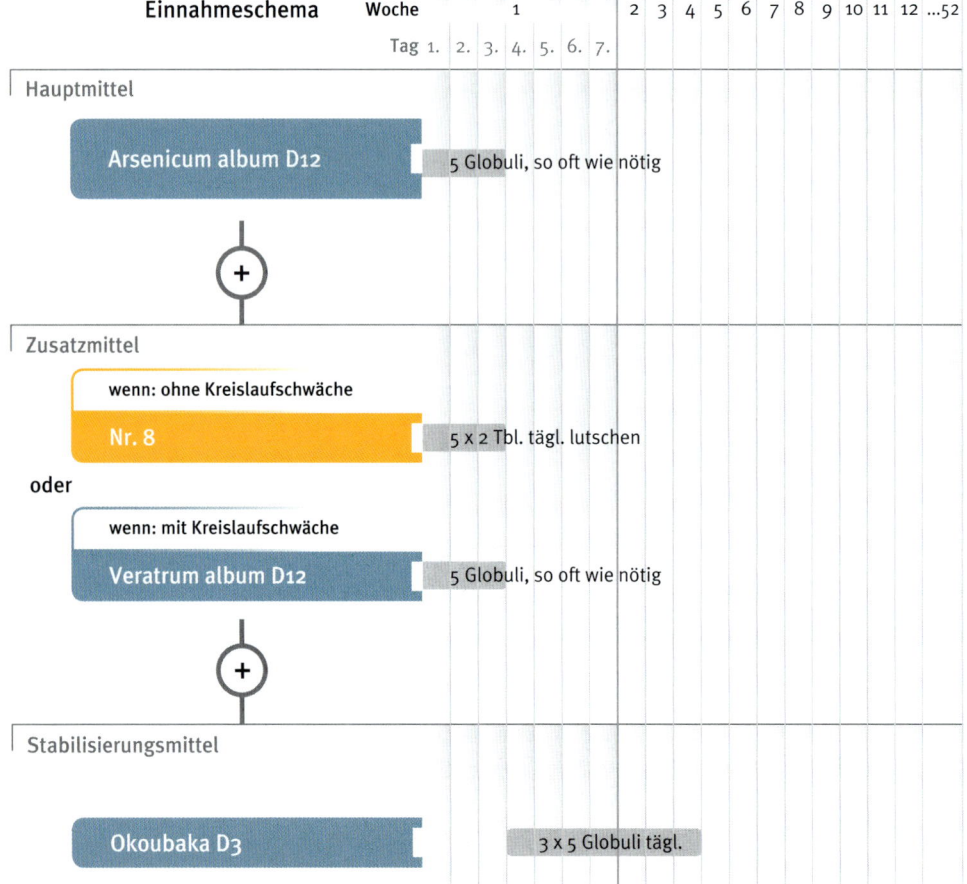

Arsenicum album D12 ist das Akutmittel für Magen-Darm-Grippe und wird bei allen Formen von Lebensmittelvergiftungen eingesetzt. Es wirkt sehr schnell, auch wenn Bakterien oder Viren die Auslöser sind. Die heftigen Symptome treten in der Regel nach Mitternacht auf, wobei die Betroffenen sehr frieren. Die große Erschöpfung, die für dieses Krankheitsbild typisch ist, wird damit schnell überwunden. Es besteht ein großes Bedürfnis nach Wärme und warmen Getränken.

Nr. 8 Natrium chloratum ist das Schüßler-Salz für den Flüssigkeitshaushalt im Körper. Die Magen-Darm-Grippe geht mit einem extremen Flüssigkeitsverlust einher, was den Einsatz des Mittels erfordert, um die Rückresorption des Wassers aus dem Dickdarm zu gewährleisten. Auffällig ist, dass die Betroffenen oft keinen Durst haben.

Veratrum album D12 kommt zum Einsatz, wenn durch die akute Erkrankung Kreislaufprobleme entstehen. Dies kann vom niedrigen Blutdruck bis zu Schocksymptomen mit kaltem Schweiß auf der Stirn, extremer Blässe oder Kollaps gehen. Bauchkrämpfe, extremes Kältegefühl oder das Verlangen nach kaltem Wasser, das sofort wieder erbrochen wird, sind typische Hinweise für den Einsatz.

Okoubaka D3 wird nach der akuten Phase eingesetzt, um den Aufbau der natürlichen Darmbakterien, die durch den starken Durchfall ausgeschwemmt wurden, wieder zu fördern. Ein anhaltender Durchfall, Verstopfung oder der Wechsel von beidem kann ein Hinweis für den Einsatz sein. Es wird in der niederen Potenz D3 eingesetzt, weil es dabei die stärkste Wirkung hat. In höheren Potenzen findet es bei chronischen Giftbelastungen wie Amalgam oder Asbest Anwendung, wenn entgiftet werden soll, aber auch bei Lebensmittelallergien.

Migräne

Durch Krämpfe der Blutgefäße im Gehirn entsteht eine Mangeldurchblutung, die einen starken, akuten und meist einseitigen Schmerz auslöst. Übelkeit, Erbrechen oder Licht- und Geräuschempfindlichkeit können das Symptom ankündigen oder begleiten.

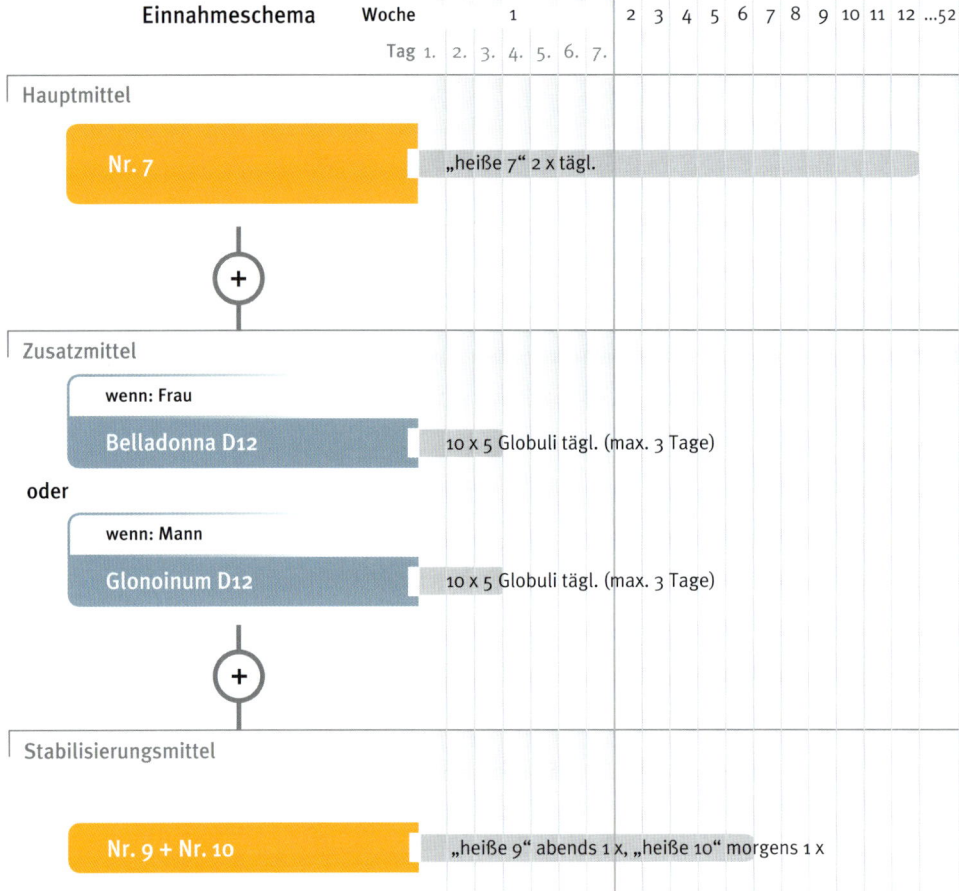

Nr. 7 Magnesium phosphoricum ist das Schmerzmittel der Schüßler-Therapie, da es die Muskeln entspannt. Auch Blutgefäße sind von einer dünnen Muskelschicht umgeben, die sich bei einer Migräne verkrampft und die Blutzufuhr zum Gehirn einschränkt. Folglich lindert eine Entspannung der Muskulatur die Beschwerden. Heißhunger auf dunkle Schokolade, aber auch Stress im Alltag sind ein Hinweis für den Einsatz. Bei gleichzeitigen Verspannungen im Nackenbereich ist die abendliche Massage mit der Salbe Nr. 7 eine gute Unterstützung.

Belladonna D12 ist das Akutmittel für Frauen (bella donna = schöne Frau), wenn klopfende und pochende Symptome im Vordergrund stehen. Man hat das Gefühl, der Kopf würde zerspringen oder das Gehirn wäre zu eng im Kopf eingepfercht. Übelkeit und Erbrechen, aber auch eine extreme Empfindlichkeit gegenüber äußeren Reizen wie Licht, Geräuschen oder auch Erschütterungen, sind charakteristisch. Starker Druck lindert die Symptome, während das flache Hinlegen die Beschwerden verschlimmert.

Glonoinum D12 das Nitroglycerin, wird bei Männern gegen die akuten Symptome eingesetzt. Auslöser sind Emotionen wie Ärger oder Leistungsdruck. Häufig wird die Migräne von einem Schwindel begleitet. Wenn die Schmerzen vorwiegend von sechs Uhr morgens bis mittags auftreten und hochprozentiger Alkohol sie lindert, dann ist es auf jeden Fall das richtige Mittel.

Nr. 9 Natrium phosphoricum hat seine Hauptwirkung bei Übersäuerung, die sich auch in Migräne äußern kann. Das Gehirn reagiert auf einen entgleisten pH-Wert mit Schmerz und Anspannung. Auslöser können Süßigkeiten, Kaffee, Alkohol, aber auch Fleisch, Käse oder Weizenprodukte sein.

Nr. 10 Natrium sulfuricum bringt die gebundenen Säuren zu den Ausscheidungsorganen Leber, Darm und Niere. Besonders durch die Anregung der Darmtätigkeit wirkt Nr. 10 bei Migräne entlastend. Eine leichte Neigung zu Durchfall kann am Anfang der Behandlung auftreten und ist sogar erwünscht.

Nackenbeschwerden

Nackenbeschwerden haben ihre Ursache häufig in chronischen Verspannungen (siehe S. 152) durch Computerarbeit oder andere sitzende Tätigkeiten. Die eingeschränkte Beweglichkeit des Kopfes und der Schmerz wirken sich auf den ganzen Körper aus.

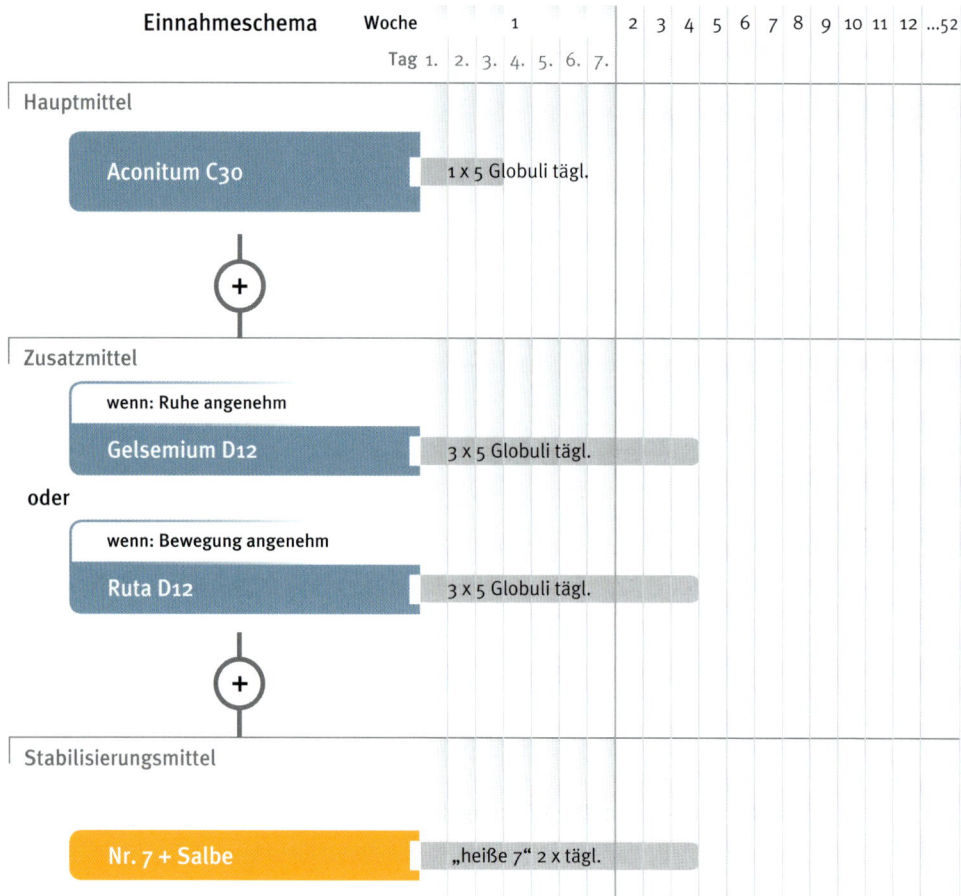

NACKENBESCHWERDEN

Aconitum C30 wird immer dann eingesetzt, wenn kalter, trockener Wind ein Symptom ausgelöst hat. Häufig haben Nackenbeschwerden ihre Ursache in kalter Zugluft: sowohl bei trockener Kälte im Winter als auch durch eine Klimaanlage im Sommer. Um dem Körper einen starken Impuls zu geben, wird die Behandlung mit Aconitum in einer mittleren Potenz eröffnet.

Gelsemium D12 wird eingesetzt, wenn durch die Verspannungen Kopfschmerzen ausgelöst werden, die vom Nacken heraufziehen und sich wie ein Band um den Kopf ausbreiten. Dabei fällt eine zittrige Schwäche und Kraftlosigkeit der Arme auf. Die Betroffenen fühlen sich wie zerschlagen und die Schmerzen sitzen sehr tief. Jede körperliche Aktivität wird zur Anstrengung. Häufig ist ein Zittern oder eine Schwäche aller Glieder zu beobachten. Ein ausgeprägtes Bedürfnis nach Ruhe bestätigt den Einsatz.

Ruta D12 hat einen besonderen Einfluss auf die Sehnen. Häufig stehen Nackenbeschwerden in Verbindung mit einer Verkrampfung der Augenmuskulatur bzw. der Sehnen, die die Bewegung des Augapfels steuern. Ursache dafür ist meist Computerarbeit, die in kürzester Zeit Nackenverspannungen auslöst. Wärme in jeglicher Form lindert die Symptome und Massagen oder Bewegungsübungen werden als angenehm empfunden.

Nr. 7 Magnesium phosphoricum ist das wichtigste Mittel der Schüßler-Therapie, um die Muskulatur zu entspannen. Alle schmerzhaften Nackenbeschwerden gehen mit Verspannungen einher oder werden von diesen verursacht. Die starke Haltearbeit der Muskulatur bei sitzender Tätigkeit führt leicht zu einer Verspannung der Nackenmuskulatur. Die Wirkung der »heißen 7« wird optimal durch die Salbe Nr. 7 ergänzt: Sie sollte jeden Abend im schmerzhaften Bereich oder auch in die Füße einmassiert werden.

Nebenhöhlenbeschwerden

Durch Schnupfen oder Erkältungskrankheiten können sich in den Nasennebenhöhlen aufgrund der geborgenen Lage schnell chronische Entzündungsprozesse festsetzen. Der Einsatz von Schmerzmitteln oder Antibiotika belastet den Körper zusätzlich.

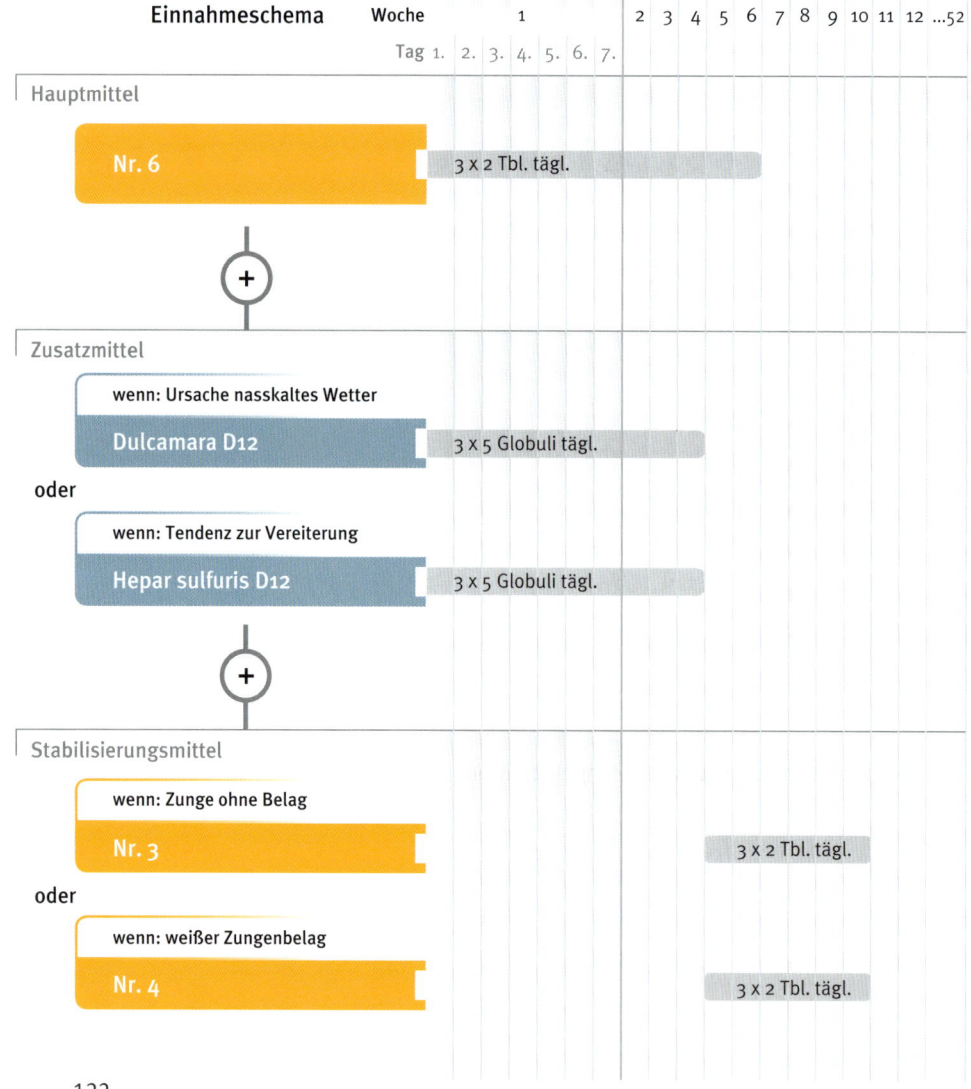

Nr. 6 Kalium sulfuricum als Mittel für alle chronischen Erkrankungen löst es insbesondere festsitzenden Schleim. Gerade wenn sich die Nebenhöhlen immer wieder bzw. über lange Zeit entzünden oder das Symptom durch Stress ausgelöst wird, empfiehlt sich die Anwendung von Nr. 6. Möglicherweise zeigt sich als weiteres Symptom eine gelb belegte Zunge. Außerdem neigen die Betroffenen in stickigen Räumen zu Lufthunger und benötigen schnell frische Luft.

Dulcamara D12 kommt zum Einsatz, wenn die Nebenhöhlenbeschwerden immer bei nasskaltem Wetter, vor allem im Herbst oder Winter auftauchen. Nachts sind die Beschwerden schlimmer, wobei Wärme bessert. Die Nebenhöhlen werden daher oft vor dem Zubettgehen mit warmen Waschungen im Gesicht befreit. Eine Neigung zu Fieberbläschen bestätigt die Auswahl von Dulcamara.

Hepar sulfuris D12 ist das richtige Mittel, wenn die Ursache der Erkrankung trockene Kälte ist. Die Betroffenen schwitzen sehr leicht und sind extrem empfindlich gegen Zugluft. Eine gewisse Gereiztheit, auch durch die Erkrankung, ist auffällig. Wärme bessert die Symptome, weshalb der Kopf gern mit Schal und Mütze warm eingehüllt wird. Das Bedürfnis nach warmen Getränken oder Rotlichtbehandlungen ist groß. Die Neigung zu Vereiterungen ist ausgeprägt, wobei auch die Anwendung von Dampfbädern Linderung verschafft.

Nr. 3 Ferrum phosphoricum stimuliert die Immunabwehr. Daher sollte es als Stabilisierungsmittel nach einer erfolgreichen Behandlung eingesetzt werden, wenn die Zunge ohne Belag ist. Zugempfindlichkeit, Müdigkeit oder Erschöpfung sind weitere Hinweise auf eine Mangelsituation.

Nr. 4 Kalium chloratum sollte bei allen chronischen Infekten eingesetzt werden, um die Schleimhäute von Grund auf zu reinigen und von alten Infekten zu befreien. Auffällig ist der weiße Zungenbelag, der auch weiß-grau und ausgeprägt sein kann. Bläuliche Äderchen auf den Wangen oder im Bereich des Sprunggelenks am Fuß, weisen ebenfalls auf den Einsatz von Nr. 4 hin.

Neurodermitis

Neurodermitis geht meist mit schuppender, trockener Haut, extremer Hautempfindlichkeit und starkem Juckreiz einher. Gelegentlich kommen auch feuchte Ausschläge vor. Starke Entzündungsreaktionen treten in Schüben auf und verstärken die Beschwerden.

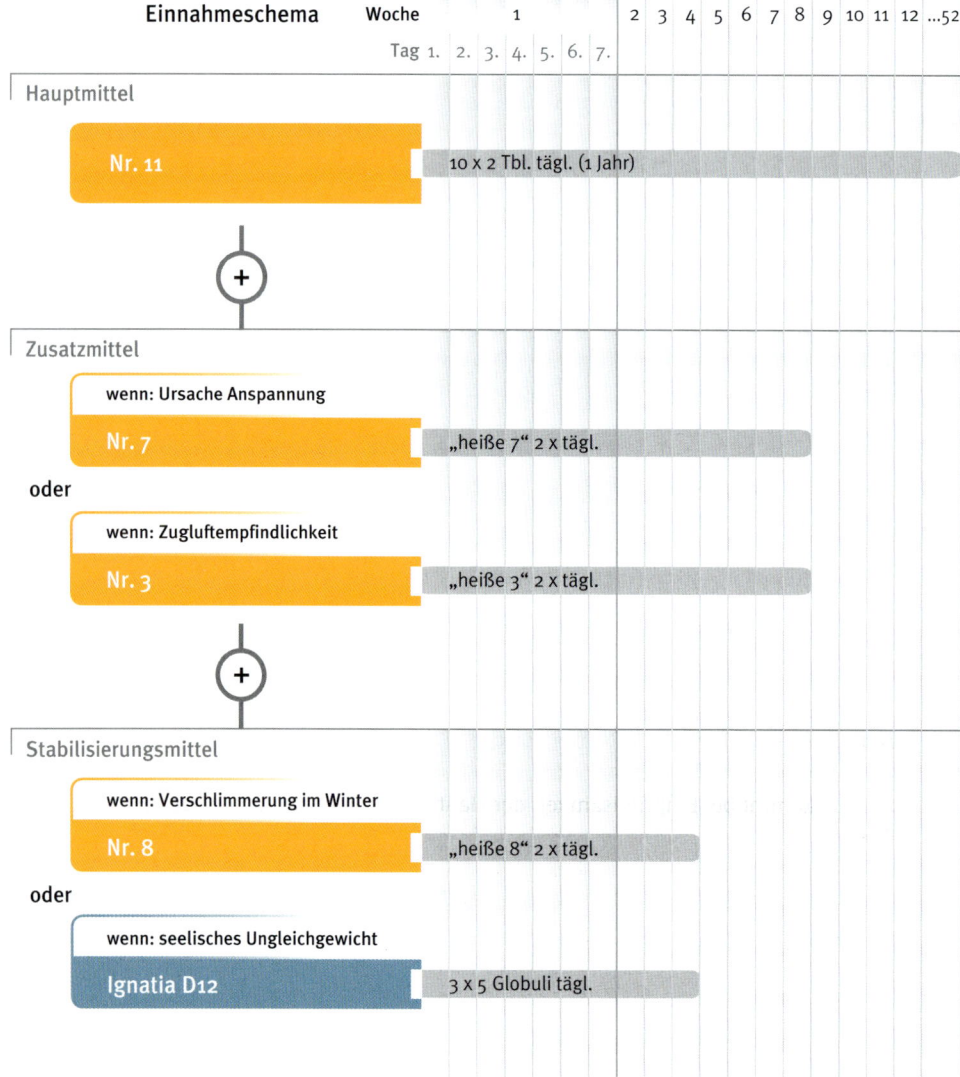

Nr. 11 Silicea ist das wichtigste Mittel für eine gesunde und robuste Haut. Bei Neurodermitis besteht eine Überempfindlichkeit der Haut, die oft mit schneller Erschöpfbarkeit, Zugempfindlichkeit oder Erkältungsneigung einhergeht. Die Betroffenen frieren sehr schnell, sodass sie auch im Sommer eher warm gekleidet sind. Im Winter und morgens sind alle Symptome schlimmer, auch das Waschen kann eine Verschlimmerung auslösen. Die Anwendung der Lotio Nr. 11 unterstützt die Behandlung, indem sie täglich angewendet wird.

Nr. 7 Magnesium phosphoricum kommt zum Einsatz, wenn Stress die Hautsymptome verstärkt. Es ist auch bei Hautjucken wirksam, das häufig im Winter stärker ist, wobei Kratzen verschlimmert. Eine Verschlimmerung wird auch durch seelische Anspannung ausgelöst, die ebenfalls durch die »heiße 7« positiv beeinflusst wird.

Nr. 3 Ferrum phosphoricum wird bei einer generellen Entzündungsneigung eingesetzt, die Schmerzen und eine Rötung der Haut auslöst. Möglicherweise sind die Betroffenen empfindlich gegen Zugluft. Erschöpfung und Müdigkeit, die u. U. mit einem Eisenmangel in Verbindung stehen, werden durch Nr. 3 ebenfalls gebessert.

Nr. 8 Natrium chloratum kommt meist im Winter zum Einsatz, wenn durch trockene Heizungsluft oder dicke Kleidung das Hautproblem noch verstärkt wird. Trockene Schleimhäute, Heuschnupfen im Frühjahr, Verstopfung oder Durchfall geben weitere Hinweise auf einen Mangel.

Ignatia D12 kommt bei Empfindsamkeit der Haut mit juckenden Ausschlägen zum Einsatz, wobei seine besondere Wirksamkeit auf dem seelischen Aspekt liegt. Gerade bei sehr sensiblen Menschen, die ein sanftes Wesen und eine schnelle Auffassungsgabe haben, ist es hilfreich. Die Betroffenen sind nervös, machen sich schnell Sorgen und die Stimmung ist wechselnd oder abhängig vom Zustand der Haut. Diese reagiert wiederum nur auf das innere Befinden. Ignatia trägt zu einem seelischen Gleichgewicht bei.

PRAXISTEIL

Ödeme

Ödeme treten häufiger bei Frauen als bei Männern auf, was hormonell bedingt ist. Sie sind bevorzugt in den Beinen, den Fingern und im Rumpfbereich festzustellen. Meist frieren die Betroffenen oder sie haben kalte Hände und kalte Füße.

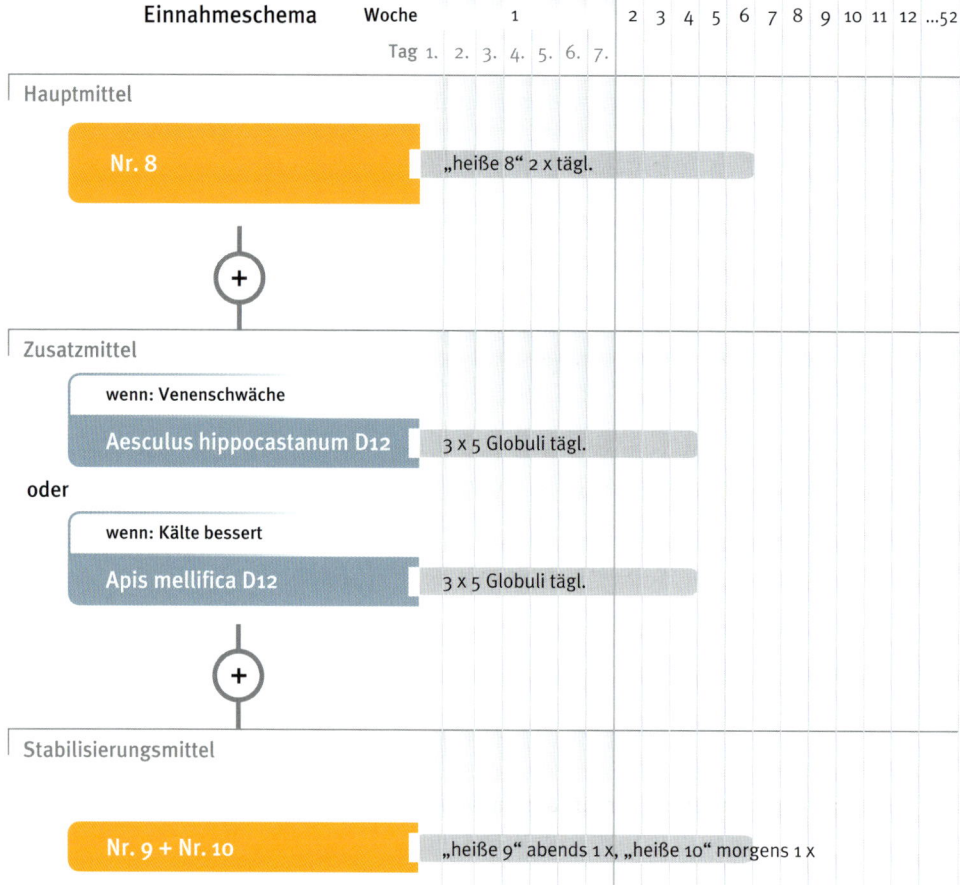

126

ÖDEME

Nr. 8 Natrium chloratum wird bei Flüssigkeitsansammlungen eingesetzt. Ödeme sind eine Wassereinlagerung im Gewebe, wobei die Haut oft gleichzeitig trocken ist. Ein nächtlicher trockener Husten oder trockene Schleimhäute können auftreten. Dabei haben die Betroffenen keinen Durst. Häufig kann man feststellen, dass weniger ausgeschieden als getrunken wird. Bei ausgeprägten Symptomen kann die Salbe Nr. 8 am Morgen in Richtung des Herzens einmassiert werden. Falls möglich, wäre es gut, sich dann noch ca. 20 Minuten mit hoch gelagerten Beinen hinzulegen.

Aesculus hippocastanum D12 wird bei extremen venösen Stauungen eingesetzt, die zu Wassereinlagerungen in den Beinen führen. Auffällig ist dabei, dass die Beschwerden durch Gehen und Bewegung schlimmer werden. Bei einer Venenschwäche sollte diesen auf jeden Fall durch Bewegung entgegengewirkt werden, um erneuten Wassereinlagerungen vorzubeugen.

Apis mellifica D12 wird eingesetzt, wenn eine extrem pralle Schwellung mit glänzender und überwärmter Haut besteht. Es kann auch eine Entzündungsneigung mit stechenden Schmerzen bestehen. Druck oder Wärme werden als unangenehm empfunden, daher tragen die Betroffenen nur ungern Kompressionsstrümpfe. Kalte Anwendungen sind sehr angenehm.

Nr. 9 Natrium phosphoricum führt dazu, dass der pH-Wert ausbalanciert wird. Eine Übersäuerung kann dazu führen, dass die Nieren nicht optimal arbeiten. Daher wird die Flüssigkeit im Körper nicht richtig ausgeschieden. Unterlidödeme (Tränensäcke) am Morgen sind ein eindeutiger Hinweis darauf. Wenn man nachts oft zur Toilette muss, ist der Einsatz sinnvoll.

Nr. 10 Natrium sulfuricum regt gerade bei massiven Wassereinlagerungen die Ausscheidung der Flüssigkeit über den Darm an. Daher können beim Einsatz, zumindest zu Beginn, eine Zeit lang Durchfälle auftreten, die aber erwünscht sind, um den Körper zu entlasten.

PRAXISTEIL

Osteoporose
bedeutet eine Veränderung der Knochendichte und der Stabilität des Knochensystems, insbesondere der Wirbel, Oberarm- und Oberschenkelknochen. Osteoporose tritt vorwiegend bei Frauen nach den Wechseljahren auf.

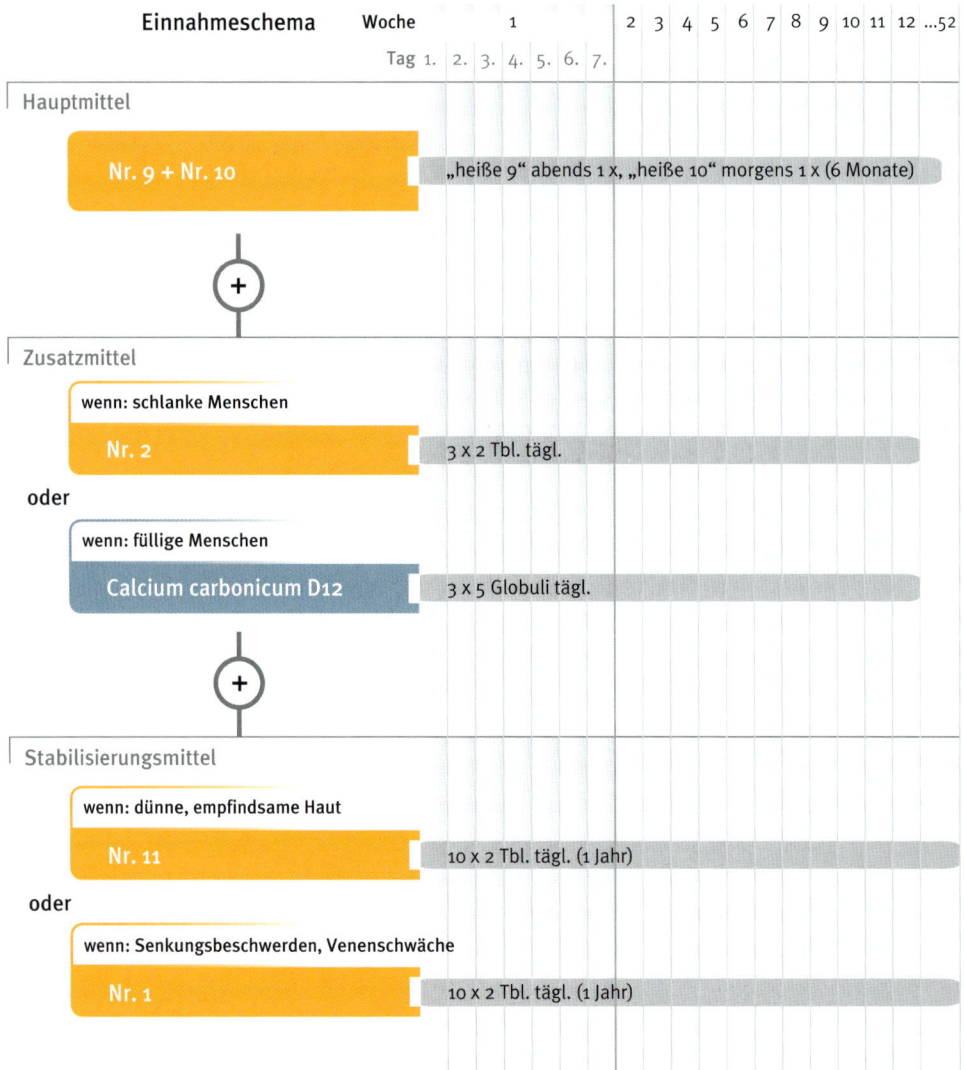

Osteoporose

Nr. 9 Natrium phosphoricum ist ein besonders gutes Puffermittel, wenn durch eine Übersäuerung Kalzium und Phosphor aus dem Knochen abgebaut werden. Besonders wenn klassische Übersäuerungszeichen wie Sodbrennen, Hautprobleme oder Haarausfall fehlen, ist der Knochenbefund meist ausgeprägt schlecht, da der Körper den sauren pH-Wert über den Kalziumabbau aus dem Knochen ausgeglichen hat.

Nr. 10 Natrium sulfuricum ergänzt die Nr. 9 und regt die Ausscheidungsorgane Leber, Darm und Niere an. Dabei wird die Verdauung verbessert, es kann sogar zeitweise eine Neigung zu Durchfall bestehen.

Nr. 2 Calcium phosphoricum ist ein Baustoff für den Knochen, der besonders für zierliche oder sehr schlanke Frauen mit leichtem Knochenbau geeignet ist. Große Kälteempfindlichkeit, chronische Müdigkeit oder eine Allergieneigung bei schon bestehender Knochenveränderung, sichern die Auswahl für Nr. 2.

Calcium carbonicum D12 ist das richtige Mittel für übergewichtige Frauen mit Osteoporose. Die Betroffenen müssen sich zu sportlichen Aktivitäten überwinden und es fällt auf, dass sie gern Brot und pikante Speisen essen oder zwischen Süßem und Herzhaftem wechseln. Schwitzen im Kopf- und Nackenbereich, eine Erkältungs- oder Allergieneigung sichert die Auswahl von Calcium carbonicum.

Nr. 11 Silicea ist das Hauptmittel gegen Osteoporose, da es den Transport von Bausubstanzen zum Knochen hin fördert. Silicea bringt Feuchtigkeit ins Gewebe und fördert darüber hinaus den Knorpelaufbau. Eine sehr dünne, empfindsame Haut wird gestärkt. Die Ergänzung durch die Lotio Nr. 11 ist dann sinnvoll.

Nr. 1 Calcium fluoratum gehört ebenfalls zu den Bausubstanzen, die die Knochenfestigkeit verbessern können. Der Schwerpunkt liegt jedoch auf der Förderung der Elastizität. Wenn gleichzeitig Senkungsbeschwerden oder Venenschwäche bestehen, ist der Einsatz von Nr. 1 sinnvoll. Um einen dauerhaften Effekt zu erreichen, sollte es höher dosiert und langfristig eingesetzt werden.

PRAXISTEIL

Psoriasis oder auch Schuppenflechte genannt ist eine entzündliche Hauterkrankung mit großflächigen, rötlichen Ekzemen, besonders an den Kniekehlen, Ellenbeugen und der Kopfhaut. Auffällig ist die Neigung der Haut zur Verhornung. Stress und Anspannung haben einen negativen Einfluss.

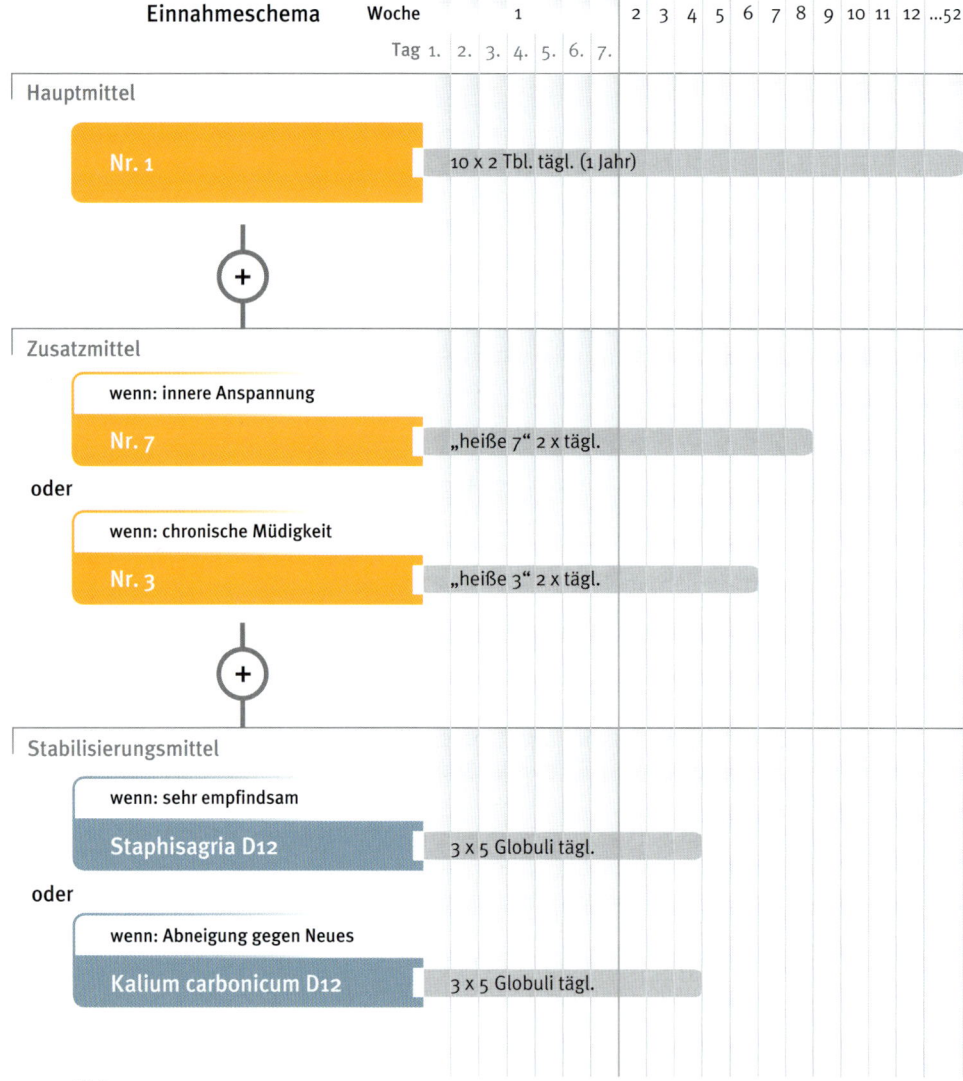

Nr. 1 Calcium fluoratum wird bei allen Verdickungen und Verhornungen eingesetzt, um die Elastizität der Haut wieder zu fördern. Die Anwendung der Lotio Nr. 1 ergänzt die Einnahme der Tabletten. Eine Schwäche des Bindegewebes, ein Bandscheibenvorfall oder Venenschwäche sind Hinweise für den Einsatz des Mittels Nr. 1. Kreisrunde, dunkle Augenringe, die unabhängig von einem Schlafmangel auftreten, weisen auf einen starken Mangel hin.

Nr. 7 Magnesium phosphoricum wird bei jeglichem Juckreiz eingesetzt. Häufig tritt auch bei Psoriasis ein starker Juckreiz auf, der bei Stress noch stärker ausgeprägt ist. Wenn gleichzeitig eine innere Anspannung besteht, die sich in Schlafstörungen oder einem großen Bedürfnis nach dunkler Schokolade äußert, ist der Einsatz von Nr. 7 angezeigt. Das Massieren der Füße am Abend mit der Salbe Nr. 7 unterstützt zusätzlich.

Nr. 3 Ferrum phosphoricum ist notwendig, da Krankheitsschübe durch Entzündungen mit Schmerz und Rötung gekennzeichnet sind. Aber auch wenn große Hautplatten an beweglichen Stellen, wie den Ellenbogen, von der Unterhaut abreißen, hilft Nr. 3. Die Betroffenen sind oft empfindlich gegen Zugluft und/oder chronisch müde.

Staphisagria D12 ist ein wichtiges Mittel, wenn die Betroffenen sehr empfindlich auf die Meinung anderer über sie reagieren. Die dicken, trockenen oder juckenden Krusten treten bevorzugt am Kopf, an den Ohren, im Gesicht oder am Körper auf. Wärme und Nachtruhe wird als angenehm empfunden. Bei den Betroffenen ist zu beobachten, dass die sonst unterdrückten negativen Gefühle gelegentlich vulkanartig hervorbrechen.

Kalium carbonicum D12 wird eingesetzt, wenn Kälte die Symptomatik extrem verschlimmert. Es besteht eine Überempfindlichkeit gegen Lärm und Berührung. Unbekannte Situationen lösen schnell starken Stress aus. Das ständige Grübeln und sich Sorgen machen, führt zu Gereiztheit. Die Betroffenen sind ungern allein, allerdings erschöpfen sie ihr Umfeld häufig mit ihrer Unzufriedenheit.

Restless-legs-Syndrom

bezeichnet ein Symptom, bei dem die Beine vor allem am Abend so unruhig sind, dass das Einschlafen erschwert oder unmöglich ist. Der starke Bewegungsdrang lässt sich nicht willentlich steuern.

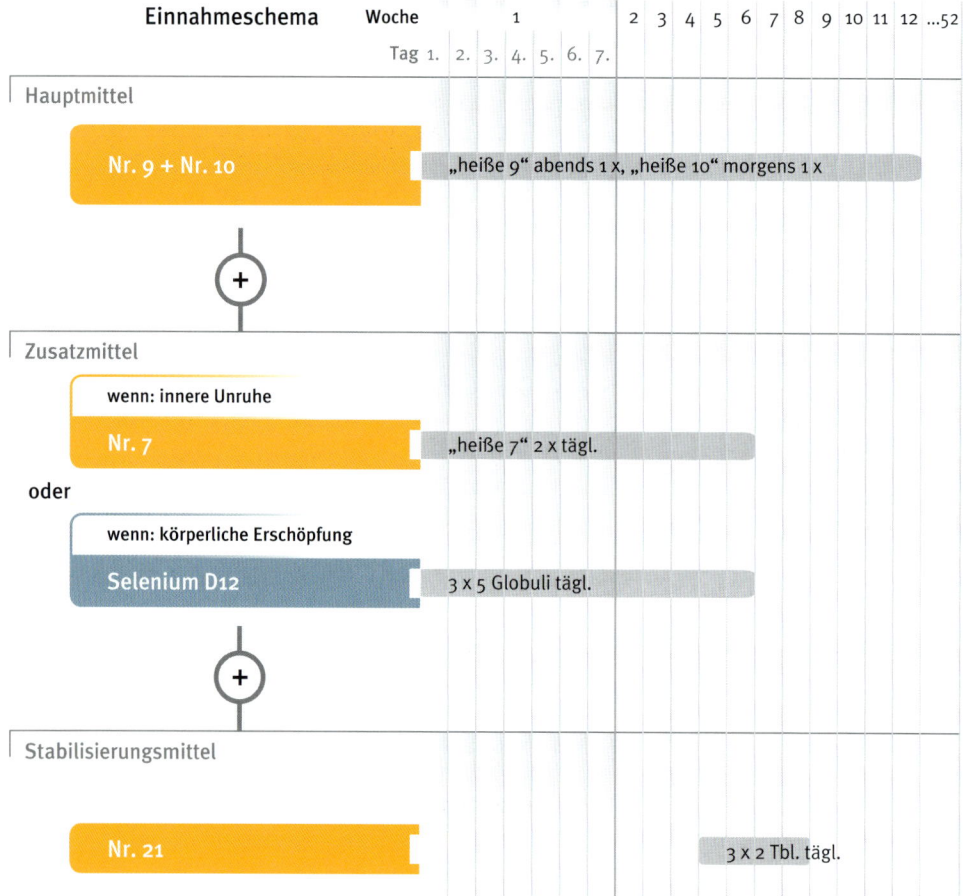

Nr. 9 Natrium phosphoricum hat seine Hauptwirkung bei Übersäuerung, die sich auch in starker Unruhe äußern kann. Durch die Aktivität der Muskeln versucht der Körper die überschüssigen Säuren zu verbrennen. Wenn Heißhunger, große Lust auf Süßigkeiten oder fetthaltige Speisen das Symptom begleiten, ist dies ein deutlicher Hinweis auf eine Übersäuerung. Aber auch unreine Haut, die Neigung zu Pickeln, fettigen Haaren oder Haut sichern die Auswahl.

Nr. 10 Natrium sulfuricum ist das Pendant zu Nr. 9 und bringt die gebundenen Säuren zu den Ausscheidungsorganen Leber, Darm und Niere. Die Anregung der Darmaktivität steht im Vordergrund, sodass eine gewisse Zeit auch Durchfall auftreten kann. Dieser sollte nach einiger Zeit wieder von selbst aufhören.

Nr. 7 Magnesium phosphoricum ist das wichtigste Mittel, wenn muskuläre Anspannungen ein Symptom begleiten. Bei einem Restless-Legs-Syndrom sind häufig Stress oder innere Anspannung zu beobachten, die generell zu einer starken Unruhe und zu Bewegungsdrang führen. Entspannungsphasen fallen dadurch besonders schwer. Das Einmassieren der Salbe Nr. 7 in die Füße verstärkt die positive Wirkung.

Selenium D12 wird eingesetzt, wenn gleichzeitig eine körperliche Schwäche besteht. Haarausfall oder eine Empfindlichkeit gegen Gerüche begleiten das Restless-Legs-Syndrom. Es kann ein Verlangen nach hochprozentigem Alkohol bestehen, aber auch Verstopfung oder unfreiwilliges Harntröpfeln runden das Bild ab, das für Selenium steht.

Nr. 21 Zincum chloratum zeigt als Leitsymptom eine ständige Bewegung der Beine oder Füße, die nicht ruhig zu halten sind. Der Zustand der Erschöpfung ist ausgeprägt und kann sich bis zu depressiven Gefühlen ausdehnen. Die Nackenmuskulatur ermüdet auffällig schnell und die Betroffenen sind sehr geräuschempfindlich, was die Einschlafstörungen verstärken kann.

Rheumatische Erkrankungen sind ein Überbegriff für verschiedene chronische Erkrankungen des Bewegungsapparates. Eine Übersäuerung könnte der Grund für die starken und dauerhaften Schmerzen sein, denn Säuren brennen. Nasskaltes Wetter verstärkt die Problematik, während trockenes Wetter angenehmer ist.

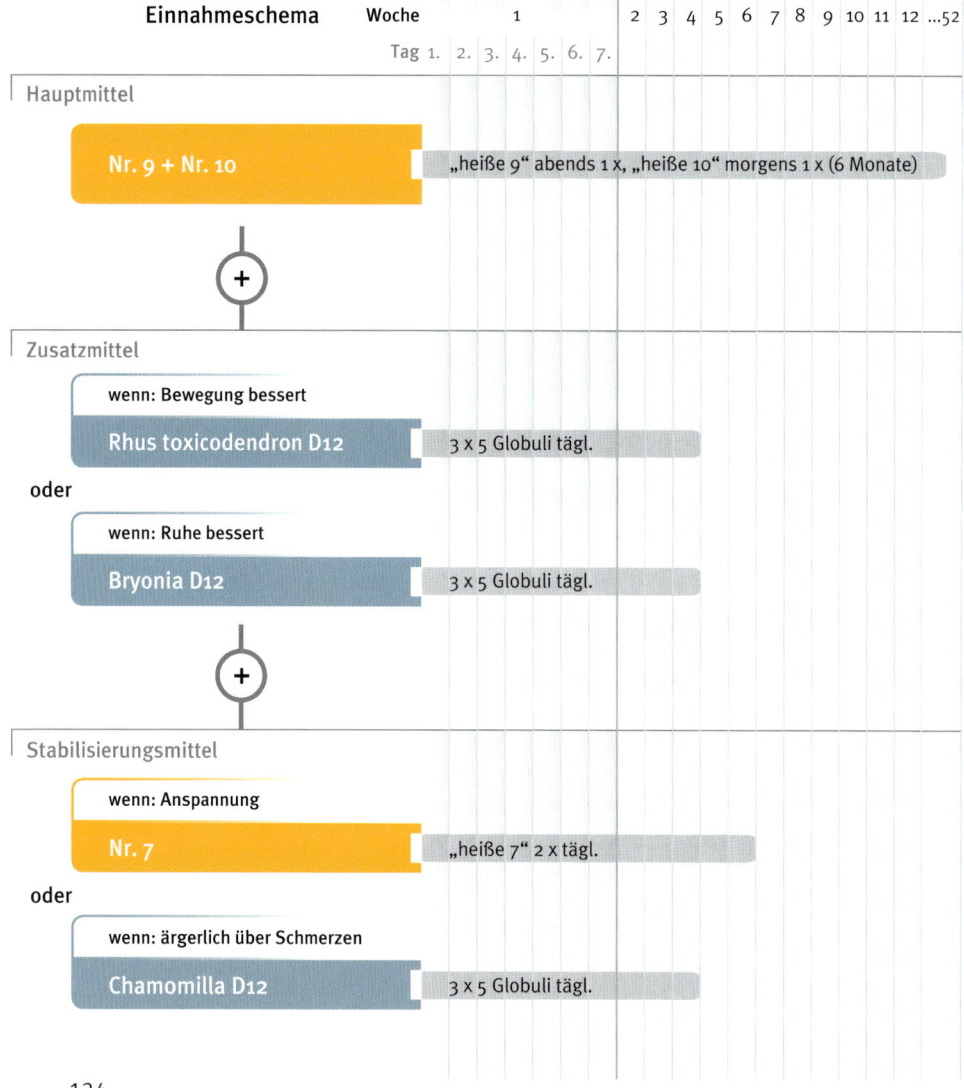

Rheumatische Erkrankungen

Nr. 9 Natrium phosphoricum wird bei Übersäuerung, die sich in Form von rheumatischen Beschwerden äußern kann, eingesetzt. Säure führt zu brennenden Schmerzen, die besonders die Muskeln betreffen. Sodbrennen oder saures Aufstoßen, eine Neigung zu fettigen Haaren, unreiner Haut oder Akne bestätigen den Verdacht. Das Mittel kann eine medikamentöse Therapie gut ergänzen.

Nr. 10 Natrium sulfuricum ist bei rheumatischen Beschwerden wichtig, damit durch eine aktive Darmtätigkeit Giftstoffe und Schlacken ausgeschieden werden, die sonst den Bewegungsapparat oder die Gelenke belasten würden. Unterlidödeme (Tränensäcke) weisen auf den Bedarf hin.

Rhus toxicodendron D12 ist wichtig, wenn rheumatische Symptome bei nasskaltem Wetter schlimmer werden. Trockenheit und Wärme bessern die Symptome. Daher sind Massagen, wärmende Salben, Rotlicht oder ein Saunabesuch angenehm. Die Steifigkeit der Gelenke ist morgens oder nach langem Sitzen besonders ausgeprägt. Durch Bewegung verschwindet der Schmerz oder wird zumindest besser, deshalb gehen die Betroffenen auch nachts oft umher.

Bryonia D12 wird eingesetzt, wenn das Bedürfnis nach Ruhe stark ausgeprägt ist. Da jede Bewegung Schmerzen auslöst, wird sie vermieden. Druck lindert, daher werden gern feste Druckverbände oder Schienen getragen. Auffällig ist die Gereiztheit, die noch stärker wird, wenn man sich bewegen muss. Verstopfung oder ein trockener Husten können auf den Einsatz des Mittels hinweisen.

Nr. 7 Magnesium phosphoricum ist bei chronischen Schmerzen eines der wichtigsten Mittel, um weitere Verspannungen und Schmerzen zu verhindern. Die Salbe Nr. 7 kann zusätzlich in stark schmerzende Bereiche oder in die Füße einmassiert werden, um die schmerzlösende Wirkung zu verstärken.

Chamomilla D12 wird eingesetzt, wenn die Schmerzen den Betroffenen unabhängig von Ruhe oder Bewegung ärgerlich machen. Taubheitsgefühle oder Kraftlosigkeit, die das notwendige Umhergehen nachts unmöglich macht, können auftreten. Daher ergänzt Chamomilla Rhus toxicodendron gut.

Schlafstörungen

Häufig lösen Sorgen oder unruhige Lebensumstände Schlafstörungen aus. Sowohl Einschlafprobleme als auch Durchschlafstörungen beeinträchtigen die körperliche Regeneration und führen zu einer Einschränkung der Leistungsfähigkeit.

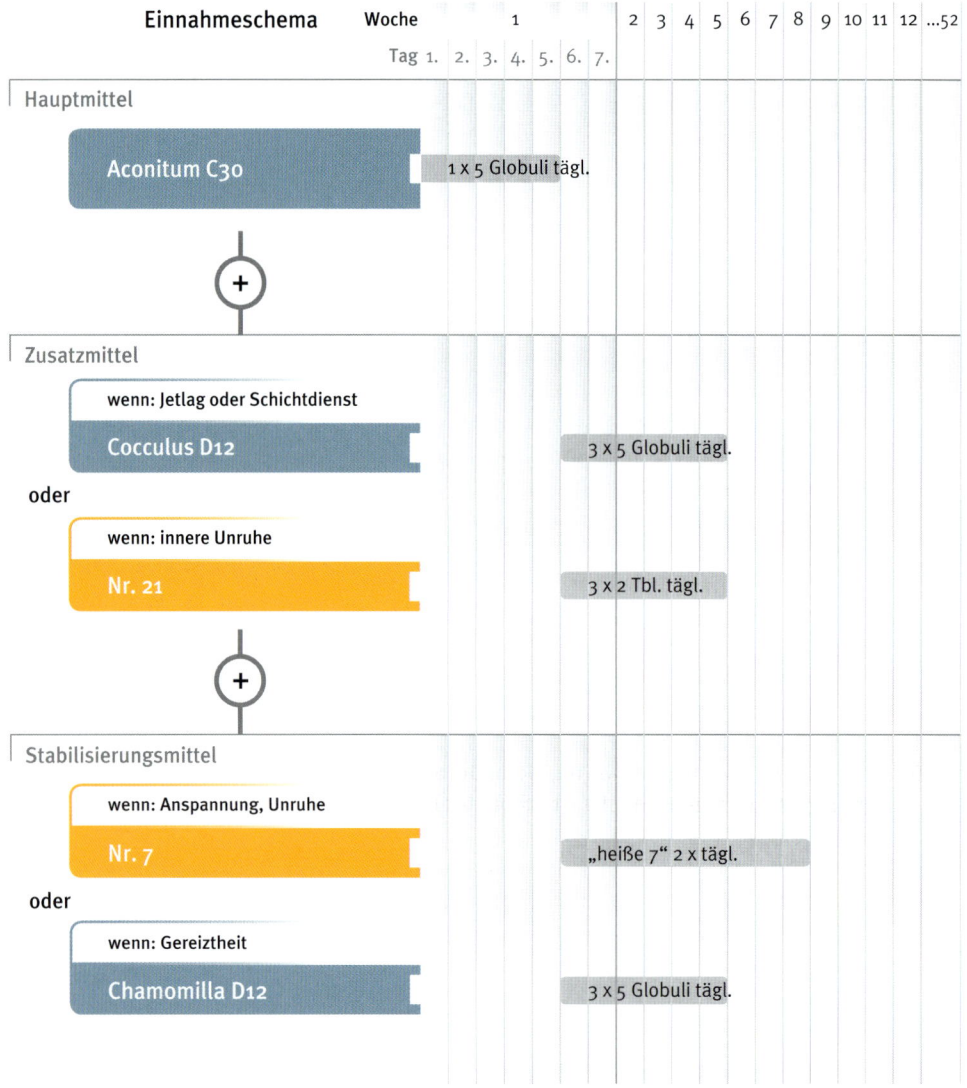

Schlafstörungen

Aconitum C30 wird bei Schlafstörung eingesetzt, die ihre Ursache in einem Schockerlebnis haben. Dies kann ein Unfall, ein Sturz oder eine schockierende Nachricht sein. Manchmal führt auch eine generelle Ängstlichkeit dazu, dass man sehr nervös ist. Es passt besonders gut, wenn die Schlafstörung mit Albträumen, großer Unruhe oder Aufschrecken im Schlaf verbunden ist.

Cocculus D12 wird eingesetzt, wenn eine Zeitverschiebung die Schlafstörung auslöst. Dies ist häufig bei Reisen in andere Zeitzonen, also dem sog. »Jetlag«, aber auch bei Schichtdienst der Fall. Vor allem wenn Nachtschicht oder Nachtdienst gemacht wird, ist eine Schlafstörung keine Seltenheit. Dann sollte das Mittel regelmäßig eingenommen werden.

Nr. 21 Zincum chloratum wird eingesetzt, wenn der Schlaf-Nacht-Rhythmus aus dem Gleichgewicht gekommen ist. Generell ist dies bei längeren Schlafstörungen der Fall, vor allem wenn man sich tagsüber hinlegt und schläft. Innere Unruhe, Erschöpfungszeichen oder eine Neigung zu depressiven Verstimmungen weisen auf einen Mangel hin.

Nr. 7 Magnesium phosphoricum ist ein wichtiges Entspannungsmittel in der Schüßler-Therapie. Eine starke Gedankenaktivität, die das Einschlafen stört, wird positiv beeinflusst, insbesondere, wenn die Ursache eine unruhige oder stressige Lebensphase ist. Die Anwendung der Salbe Nr. 7, die abends in die Füße einmassiert wird, verstärkt die lindernde Wirkung.

Chamomilla D12 ist ein gutes Mittel, wenn die Schlafstörung mit einer gewissen Gereiztheit einhergeht. Häufig ist schon das Einschlafen erschwert. Man geht wirklich müde zu Bett, aber sobald man liegt, ist man wieder wach und kann nicht einschlafen. Wenn man aber aufstehen und etwas tun möchte, ist man wieder müde. Beim nächsten Versuch zu schlafen, ist man wieder hellwach. Meist dauert dieses Wechselspiel die ganze Nacht an, während die Gereiztheit und der Unmut wachsen.

PRAXISTEIL

Sehnenscheidenentzündung ist häufig ein Überlastungsphänomen, das durch berufliche Beanspruchung oder durch sportliche Überanstrengung entsteht. Die Entzündung ist für die Betroffenen sehr unangenehm, da die Schmerzen den Alltag stark beeinträchtigen.

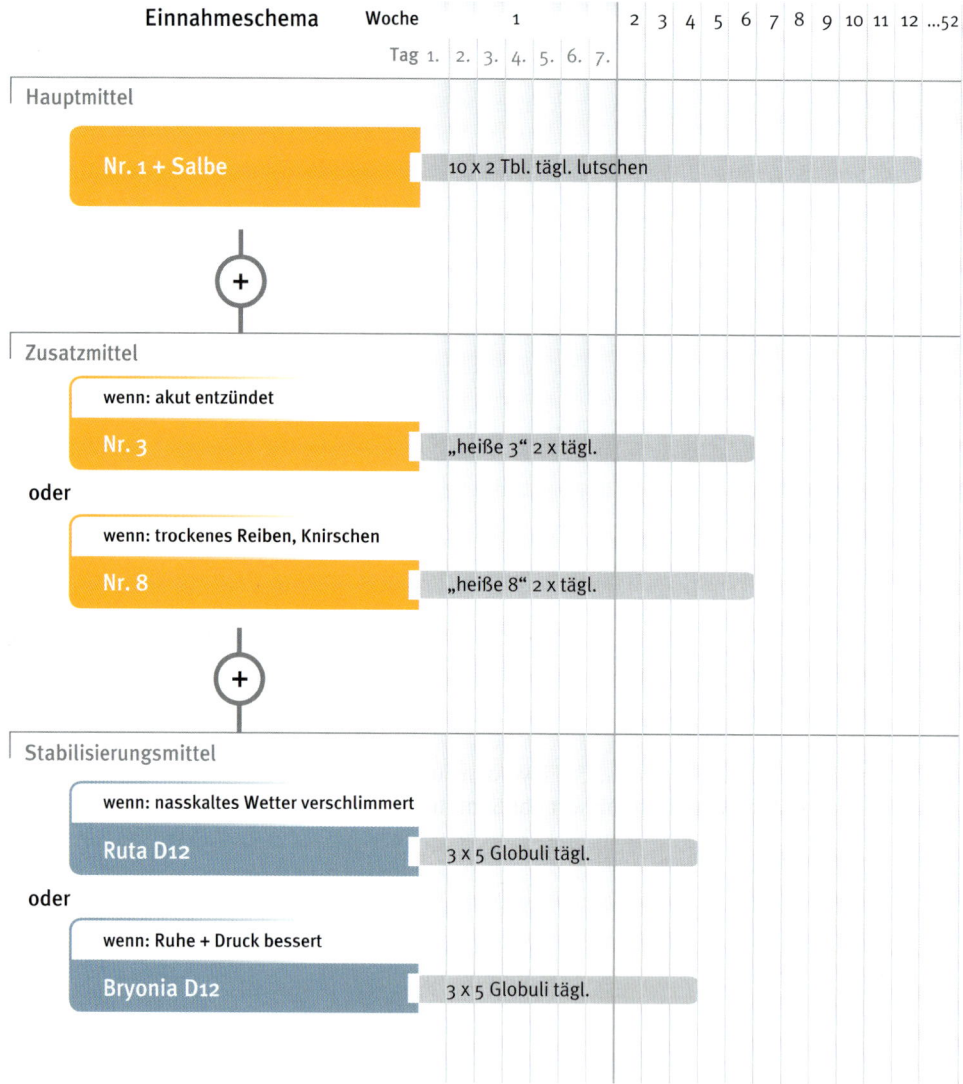

Sehnenscheidenentzündung

Nr. 1 Calcium fluoratum fördert im Bereich der Sehnen die Elastizität und verhindert Verhärtungen durch die Entzündung. Ganglien (»Nervenknoten«), ein Karpaltunnelsyndrom, aber auch starke Hornhautbildung weisen auf den Bedarf hin. Wenn das Problem schon seit Jahren besteht oder bereits Sehnenverhärtungen fühlbar sind, sollte die Einnahmezeit auf sechs Monate verlängert werden. Der Einsatz der Salbe Nr. 1, die einmal täglich abends einmassiert werden sollte, unterstützt die Wirkung.

Nr. 3 Ferrum phosphoricum ist als akutes Entzündungsmittel sehr wichtig, weil es die Schmerzen schnell lindern kann. Da eine Ruhigstellung der Hände nahezu unmöglich ist, wird der Entzündungsprozess ständig unterhalten. Deshalb sollte das Mittel längere Zeit eingenommen werden und kann äußerlich durch die Anwendung der Salbe Nr. 3 am Abend ergänzt werden.

Nr. 8 Natrium chloratum kommt zum Einsatz, wenn im Handgelenk ein trockenes Knirschen oder Reiben zu hören ist, da »Gelenkschmiere« fehlt. Die Betroffenen sind eher ernsthafte und aufmerksame Arbeitsmenschen, die schlecht etwas liegen lassen können, auch wenn sie eigentlich nicht mehr können. Die Salbe Nr. 8 kann ergänzend einmal täglich am Abend einmassiert werden.

Ruta D12 wird als Stabilisierungsmittel bei allen Beschwerden der Sehnen eingesetzt, wenn eine Überanstrengung die Ursache war. Es ist speziell bei Ablagerungen im Bereich der Sehnen und des Handgelenks wirksam. Die Anwendung einer Handgelenkstütze hat mehr mit dem Bedürfnis nach Wärme zu tun, denn Wärme lindert die Beschwerden. Gern werden auch Handgelenkswärmer getragen. Nasskaltes Wetter verschlimmert das Symptom.

Bryonia D12 zeigt eine Verbesserung durch Ruhe und Druck. Die Betroffenen tragen gern eine Schiene oder umwickeln das Handgelenk fest mit einer Binde. Eine lederne Handgelenkstütze mit Daumenschlaufe stellt das betroffene Gebiet ruhig und lindert so die Schmerzen. Die Erkrankung geht mit einer gewissen Gereiztheit einher.

PRAXISTEIL

Sodbrennen

Sodbrennen ist ein unangenehmes Symptom, das häufig durch bestimmte Nahrungsmittel oder Stress ausgelöst wird. Neben saurem Aufstoßen und einem Hitzegefühl in der Speiseröhre kann es ein Zeichen für Übersäuerung sein.

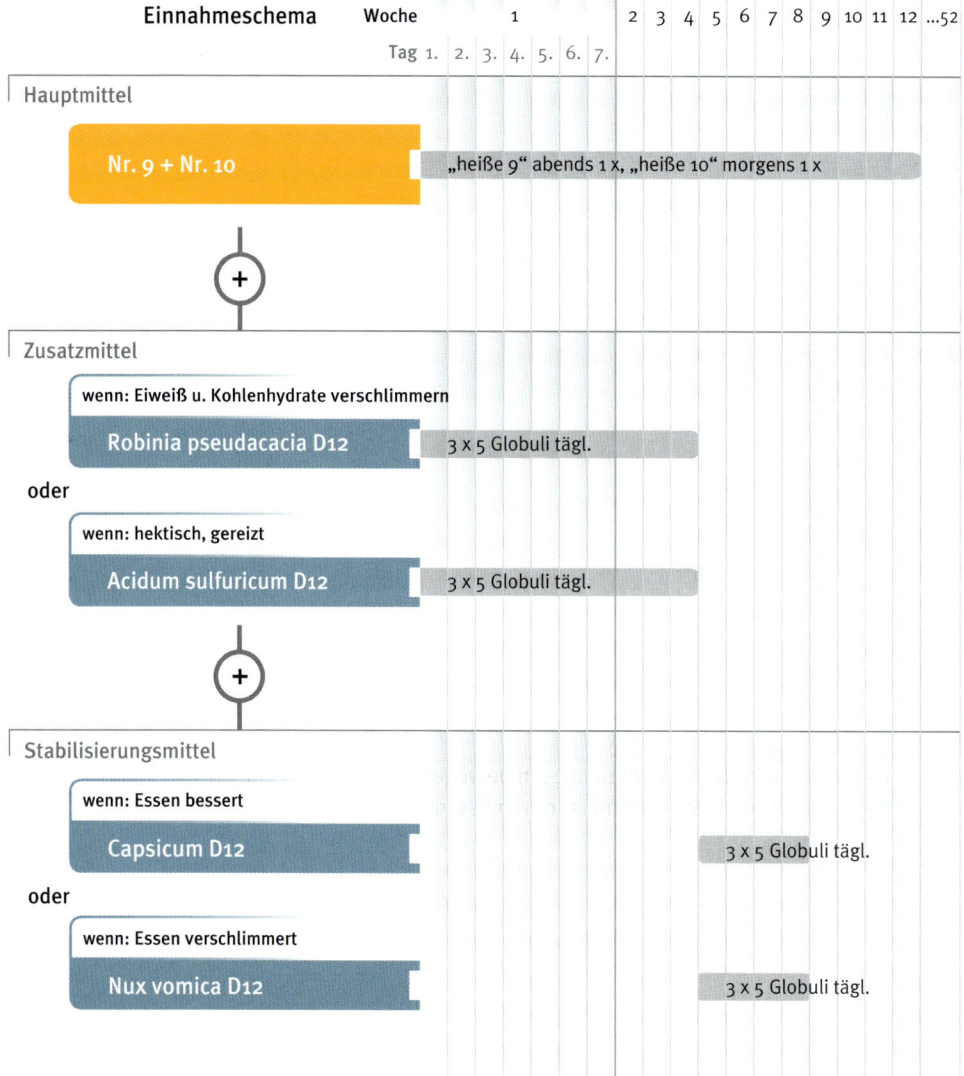

Nr. 9 Natrium phosphoricum puffert überschüssige Säuren, was gerade bei Sodbrennen notwendig ist. Meist verschlimmert sich die Situation durch Stress oder Anspannung, da diese Faktoren wiederum eine Übersäuerung fördern oder auslösen. Da das Ungleichgewicht oft schon einige Zeit besteht, empfiehlt sich auch eine längere Einnahmezeit.

Nr. 10 Natrium sulfuricum bringt die gebundenen Säuren zu den Ausscheidungsorganen Leber, Darm und Niere. Neben dem Sodbrennen ist die Verdauung unregelmäßig und es treten vermehrt Blähungen oder Unterlidödeme (Tränensäcke) auf, die am Morgen schlimmer sind.

Robinia pseudacacia D12 ist eines der Akutmittel bei Magenübersäuerung ohne klar erkennbare Ursache. Besonders die Eiweißverdauung und die Verarbeitung von Kohlehydraten verursacht Beschwerden. Tagsüber muss man häufig aufstoßen, während nachts ein brennendes Gefühl in der Speiseröhre das Einschlafen verhindert.

Acidum sulfuricum D12 kommt zum Einsatz, wenn das Symptom von Schwäche und Erschöpfung begleitet wird. Es besteht die Neigung, alles in Eile zu tun. Keine Arbeit wird in Ruhe getan. Gereiztheit oder große Ungeduld sind weitere Hinweise für den Einsatz des Mittels. Auffällig ist ein heftiges Verlangen nach hochprozentigen alkoholischen Getränken, das die Beschwerden deutlich lindert.

Capsicum D12 ist ein Mittel, das zur langfristigen Stabilisierung eingesetzt wird, wenn die Betroffenen sich nicht gern bewegen und daher zu Übergewicht neigen. Das Sodbrennen wird meist durch Essen gebessert. Zugempfindlichkeit und Mundgeruch fallen neben starken Blähungen auf.

Nux vomica D12 wird eingesetzt, wenn eine hektische Lebensführung zu Magen-Darm-Problemen führt. Die Betroffenen arbeiten gern und viel, gönnen sich aber ungern Ruhepausen. Es wird sehr unregelmäßig und abends meist zu viel gegessen. Die Neigung zu Stimulanzien wie Kaffee, Zigaretten oder Alkohol ist sehr groß. Das Sodbrennen wird durch Essen eher schlimmer.

PRAXISTEIL

Stress-Symptome
Stress fordert den Körper heraus, verschiedene aktivitätsanregende Hormone auszuschütten, so dass der Körper und das Gehirn reaktionsfähig und schnell sind. Bewegungsarmut und einseitige geistige Anforderungen lassen Stress zu einem Risikofaktor werden.

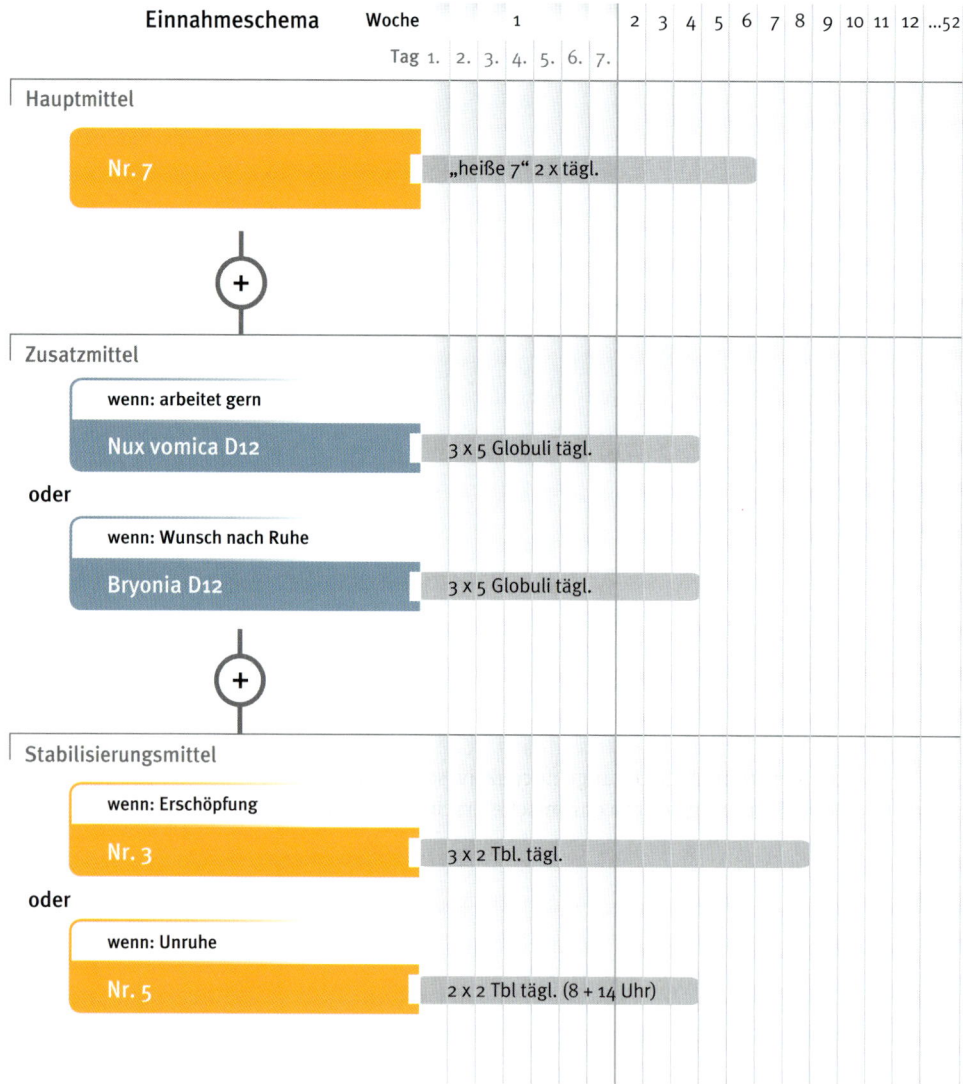

Stress-Symptome

Nr. 7 Magnesium phosphoricum ist ein wichtiges Mittel für die Muskeln und das Gehirn. Es wird bei allen Aktivitäten, bei Dauerbelastung oder durch Stresshormone in hohem Maße verbraucht. Es muss schnell nachgeliefert werden, um das Funktionieren des Organismus zur Regeneration und Entspannung zu gewährleisten. Um einen starken Effekt zu erreichen, kann die Salbe Nr. 7 abends im Nacken oder an den Füßen einmassiert werden.

Nux vomica D12 ist angezeigt, wenn der Mensch hart und unermüdlich arbeiten kann und den Pausen oder Regenerationsphasen wenig Beachtung schenkt. Stimulanzien wie Kaffee oder anregende Getränke werden konsumiert, um die Leistungsfähigkeit aufrecht zu erhalten, während Tabak oder Alkohol zur Entspannung eingesetzt werden. Auffällig ist ein empfindlicher Magen, trotzdem kommt das Essen tagsüber zu kurz und abends fällt es (zu) üppig aus. Ungeduld oder ein hitziges Temperament sind möglich.

Bryonia D12 wird eingesetzt, wenn die Betroffenen durch die Arbeit eher verdrießlich und mürrisch werden. Sie wollen ihre Ruhe, doch sie setzen sich selbst unter Druck, zuerst alle Arbeiten zu erledigen. Dies führt zum Phänomen des »Hamsterrads«, denn ein Ende der Arbeit ist nie in Sicht. Dadurch wird die Gereiztheit immer größer. Ein trockener Reizhusten, der vor allem nachts den Schlaf stört, weist auf den Einsatz des Mittels hin.

Nr. 3 Ferrum phosphoricum hat die Funktion, durch den Eisenstoffwechsel Sauerstoff an die roten Blutkörperchen zu binden. Bei Stress sind alle Stoffwechsel- und Verbrennungsvorgänge hochaktiv, so dass viel Sauerstoff benötigt wird. Ein Mangel kann sich durch chronische Erschöpfung oder eine Infektanfälligkeit zeigen.

Nr. 5 Kalium phosphoricum kommt zum Einsatz, wenn geistige Anstrengungen einen Menschen herausfordern und beanspruchen. Es ist besonders wirksam, wenn die Erschöpfung gleichzeitig von einer inneren Unruhe begleitet wird. Der Schlaf ist häufig gestört und ebenfalls unruhig. Manchmal bestehen Mundgeruch oder stark riechende Blähungen, diese weisen auf einen Mangel hin.

PRAXISTEIL

Tinnitus
Als Tinnitus werden Ohrgeräusche bezeichnet, die in unterschiedlicher Höhe, Intensität und Dauer subjektiv von den Betroffenen gehört werden. Da Stress (siehe S. 142) oder Erschöpfung (siehe S. 86) eine Ursache sein können, sollten diese mitbehandelt werden.

Einnahmeschema — Woche 1 | 2 3 4 5 6 7 8 9 10 11 12 …52
Tag 1. 2. 3. 4. 5. 6. 7.

Hauptmittel

Aconitum C30 — 1 x 5 Globuli tägl. abends

+

Zusatzmittel

wenn: Erschöpfung + Schwäche
China officinalis D12 — 3 x 5 Globuli tägl.

oder

wenn: vorher Hörsturz
Chininum sulfuricum D12 — 3 x 5 Globuli tägl.

+

Stabilisierungsmittel

wenn: Gewichtsabnahme
Nr. 2 — 3 x 2 Tbl. tägl.

oder

wenn: keine Gewichtsabnahme
Nr. 3 — „heiße 3" 2 x tägl.

Aconitum C30 wird eingesetzt, wenn ein Schreck, Schock oder eine starke Nierenbelastung den Tinnitus ausgelöst hat. Es kommt zu einer starken Adrenalin-Überschwemmung, die eine Ruhepause oder Rückzugsphase fordert, um das Geschehen zu verarbeiten. Häufig entsteht jedoch eine Überaktivität, um das Adrenalin abzubauen. Diese hat eine schleichende Erschöpfung zur Folge, die in einem Tinnitus gipfelt.

China officinalis D12 wird bei tiefer Erschöpfung und großer Schwäche eingesetzt. Die Krankheit ist weit fortgeschritten. Möglicherweise zeigen sich um die Augen dunkle oder blauschwarze Schatten. Verdauungsstörungen wie Blähungen und Durchfall werden vor allem von frischen Früchten ausgelöst. Neben einer Infektanfälligkeit fällt die seelische Gleichgültigkeit auf.

Chininum sulfuricum D12 ist das Mittel der Wahl, wenn dem Tinnitus ein Hörsturz vorausging. Möglicherweise geht das Symptom mit Schwindel einher, der vom Innenohr verursacht wird. Die Halswirbelsäule ist darüber hinaus meist sehr empfindlich. Auch Hautprobleme mit juckenden Ausschlägen können auftreten. Erschöpfung und Schwäche äußern sich vorwiegend auf der körperlichen und weniger auf der emotionalen Ebene.

Nr. 2 Calcium phosphoricum ist ein bewährtes Mittel bei Rekonvaleszenz oder wenn der Körper durch Stress sehr angegriffen ist. Dies macht sich nicht nur in einer großen Erschöpfung mit langen Regenerationsphasen bemerkbar, sondern oft auch in Form einer dramatischen Gewichtsabnahme, der meist eine extreme Belastungssituation vorausging.

Nr. 3 Ferrum phosphoricum ist eine Substanz, die die Bindung von Sauerstoff an die roten Blutkörperchen unterstützt. Stress führt zu einem hohen Sauerstoffbedarf, Mangel führt zu einer verstärkten Entzündungsneigung. Durch die Einnahme dieses Mittels wird die Sauerstoffsituation und die Versorgung des Innenohrs verbessert.

PRAXISTEIL

Übergewicht
betrifft alle Altersgruppen und resultiert aus einer Fehlernährung mit Bewegungsmangel. Wenn Diätversuche ein immer höheres Gewicht zur Folge haben, ist der Verdacht einer gleichzeitigen Übersäuerung oder seelische Aspekte nahe liegend.

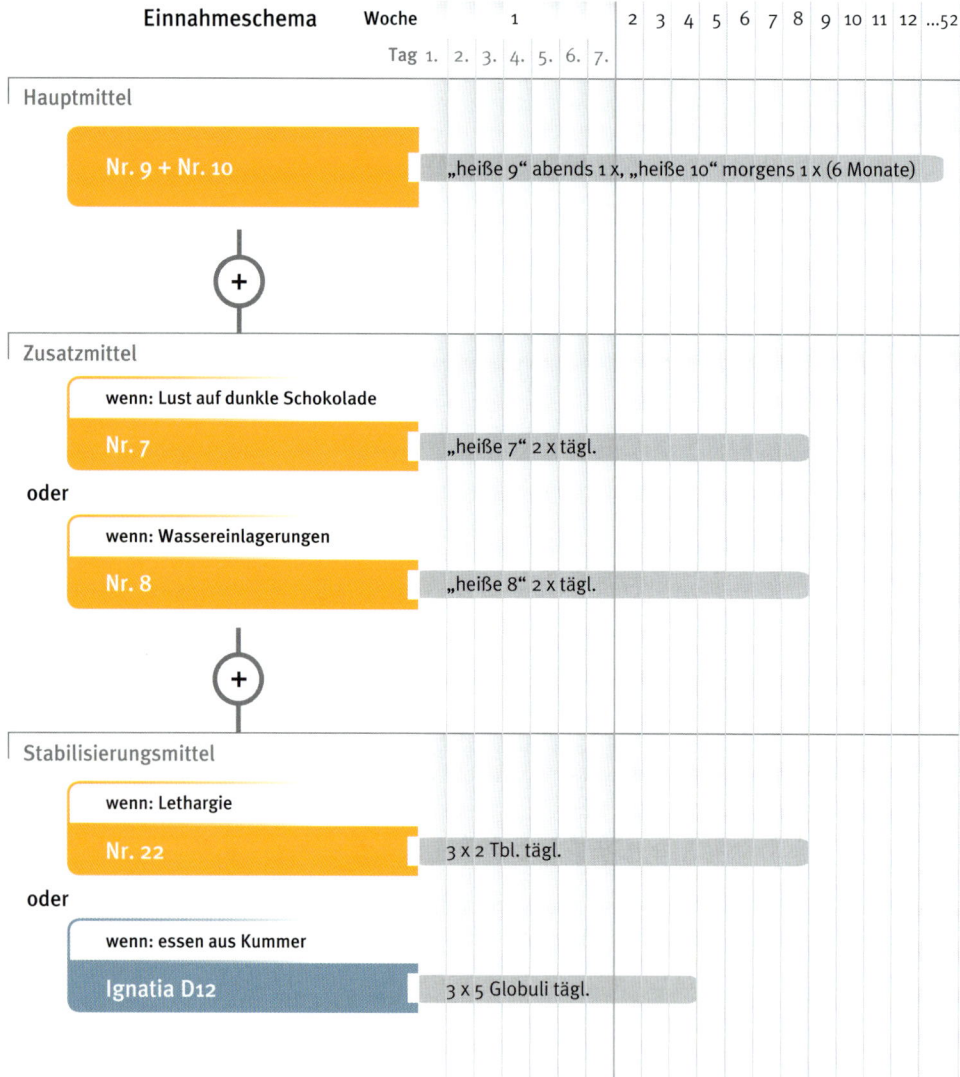

146

Nr. 9 Natrium phosphoricum wird bei Übergewicht gebraucht, da der Körper die Puffersubstanz Fett in hohem Maße angesammelt hat. Je höher also das Gewicht, desto größer die Übersäuerung. Oder auch: je höher das Gewicht, desto länger sollte entsäuert werden. Hautunreinheiten, Akne aber auch Nahrungsmittelintoleranz oder Allergien können auftreten.

Nr. 10 Natrium sulfuricum ist notwendig, um die Verdauung zu fördern, da bei Übergewicht meist eine relative Darmträgheit besteht. Da es auch die Wasserausscheidung anregt, sollte es immer morgens eingenommen werden.

Nr. 7 Magnesium phosphoricum wird eingesetzt, wenn das Übergewicht mit Anspannung oder Stress in Verbindung steht. Häufig trägt das Essen zur Entspannung bei und da es gleichzeitig die Übersäuerung reguliert, gibt es oft ausgedehnte Mahlzeiten. Lust auf dunkle Schokolade weist eindeutig auf einen Mangel hin.

Nr. 8 Natrium chloratum hilft, wenn beim Übergewicht ein hoher Anteil an Wassereinlagerungen besteht. Meist besteht kein Durstgefühl. Aber auch wenn die Betroffenen viel trinken, bleibt die Ausscheidungsmenge hinter der Trinkmenge zurück. Das Wasser gleicht im Gewebe Giftstoffe und Säuren aus und wird daher zurückgehalten.

Nr. 22 Calcium carbonicum wird eingesetzt, wenn die Lust auf Süßes und Pikantes im Wechsel sehr groß ist. Generell besteht die Neigung, bei Herzhaftem zu viel zu essen. Gegen Sport und körperliche Betätigung besteht eine gewisse Abneigung. Die Verdauung ist eher träge, man neigt zu Verstopfung. Milch wird nicht gut vertragen, beziehungsweise nicht konsumiert. Starkes Schwitzen an Kopf und Nacken sichert die Auswahl.

Ignatia D12 ist das Kummermittel der Homöopathie und sollte auf jeden Fall eingesetzt werden, wenn der Verdacht besteht, dass es sich um »Kummerspeck« handelt. Dieser kann durch eine Trennung, einen Umzug, Probleme am Arbeitsplatz oder den Verlust des langjährigen Partners ausgelöst sein. Essen bessert alle Beschwerden, wie z. B. Rückenschmerzen, Kopfschmerzen oder Schlafstörungen.

PRAXISTEIL

Übersäuerung

Übersäuerung ist ein Zustand, der viele Symptome auslöst und Begleiterscheinungen hat, die medizinisch nicht zu erklären sind. Da die Besserung des Wohlbefindens und der Leistungsfähigkeit enorm sein kann, empfiehlt sich als Erstbehandlung auf jeden Fall eine Entsäuerungskur.

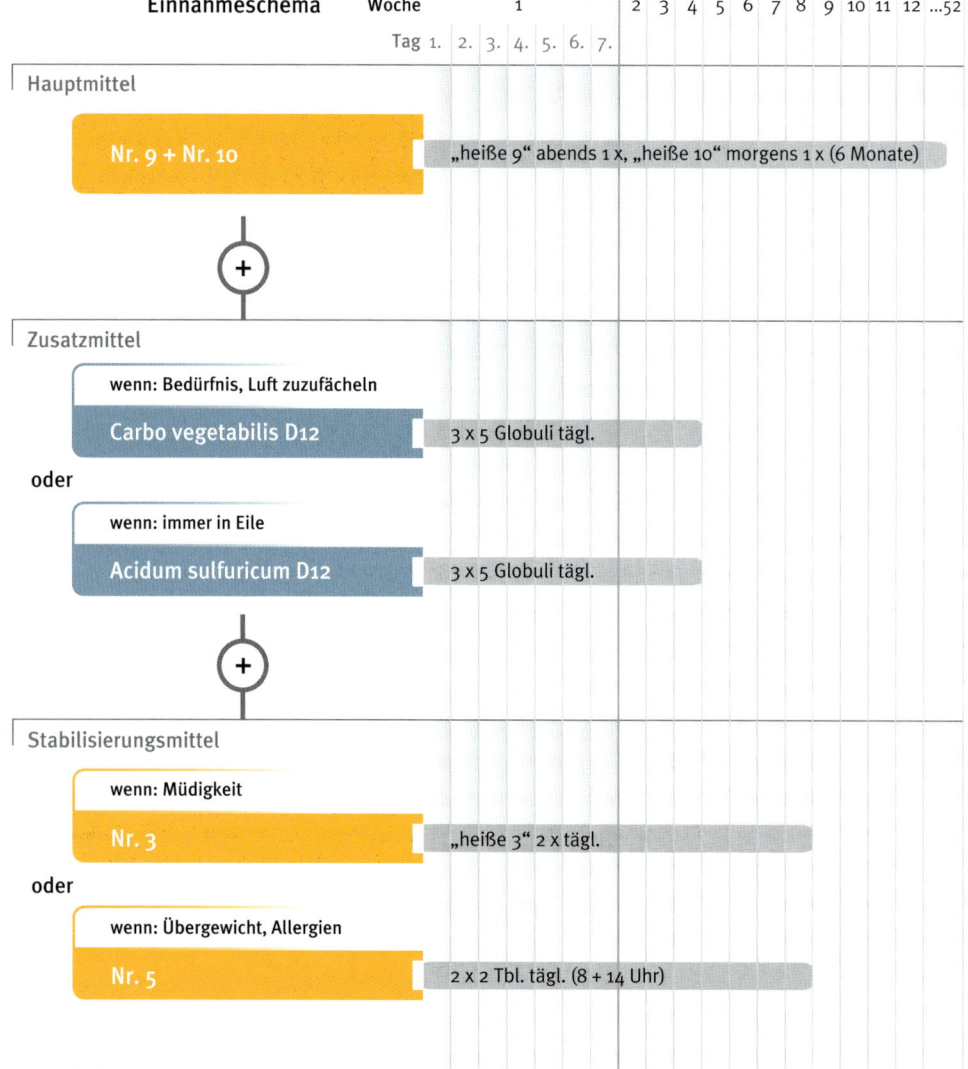

Einnahmeschema

Hauptmittel
Nr. 9 + Nr. 10 — „heiße 9" abends 1x, „heiße 10" morgens 1x (6 Monate)

+

Zusatzmittel
wenn: Bedürfnis, Luft zuzufächeln
Carbo vegetabilis D12 — 3 x 5 Globuli tägl.

oder

wenn: immer in Eile
Acidum sulfuricum D12 — 3 x 5 Globuli tägl.

+

Stabilisierungsmittel
wenn: Müdigkeit
Nr. 3 — „heiße 3" 2 x tägl.

oder

wenn: Übergewicht, Allergien
Nr. 5 — 2 x 2 Tbl. tägl. (8 + 14 Uhr)

ÜBERSÄUERUNG

Nr. 9 Natrium phosphoricum ist das wichtigste Mittel gegen Übersäuerung, die sich in vielen Symptomen niederschlagen kann: Übergewicht, Akne, aber auch Verstopfung und Blähungen können auftreten, ebenso unklare Allergien oder Lebensmittelunverträglichkeiten. Kopfschmerzen oder eine geringe Leistungsfähigkeit können genauso auftreten wie chronische Erschöpfung.

Nr. 10 Natrium sulfuricum bringt die gebundenen Säuren zu den Ausscheidungsorganen Leber, Darm und Niere. Unterlidödeme (Tränensäcke) sind ein deutliches Zeichen für einen Mangel, meistens sind sie morgens stärker ausgeprägt.

Carbo vegetabilis D12 wird eingesetzt, wenn neben den Verdauungsproblemen wie Blähungen, Völlegefühl oder Schläfrigkeit nach dem Essen, ein aufgeblähter Leib, große Müdigkeit und Schwäche bestehen. Die Ursache ist ein genereller Sauerstoffmangel, der alle Stoffwechselprozesse blockiert. Das Zufächeln von Luft ist ein auffälliges Symptom. Wein wird überhaupt nicht vertragen.

Acidum sulfuricum D12 wird eingesetzt, wenn die Neigung, alles in Eile zu tun, zu einer Übersäuerung geführt hat. Dabei wird nichts in Ruhe getan. Gereiztheit oder große Ungeduld treten auf und es besteht ein heftiges Verlangen nach hochprozentigen alkoholischen Getränken. Alle Beschwerden, wie z. B. Sodbrennen, Blähungen oder Verdauungsstörungen werden dadurch deutlich gelindert.

Nr. 3 Ferrum phosphoricum hilft dabei, Sauerstoff in die Zellen zu transportieren. Bei einer Übersäuerung haben sich Gifte oder Schlacken in den Zellen oder auf dem Weg zu den Ausscheidungsorganen angesammelt, die eine besonders gute Verbrennung erfordern. Daher ist eine intensive Sauerstoffzufuhr notwendig.

Nr. 5 Kalium phophoricum regt alle Stoffwechselprozesse an und hat einen besonderen Einfluss auf die Entgiftungsleistung des Darms. Bei Allergien oder Übergewicht gibt das Mittel einen starken Impuls zur Aktivierung des Stoffwechsels, die der Körper nach einiger Zeit selbst aufrechterhalten kann.

Unruhe

Innere Unruhe und das Gefühl, unter Strom zu stehen oder den Kopf nicht abschalten zu können, wird von vielen Betroffenen als belastend empfunden. Meist beginnt das Symptom mit abendlicher oder nächtlicher Unruhe und breitet sich schließlich über den ganzen Tag aus.

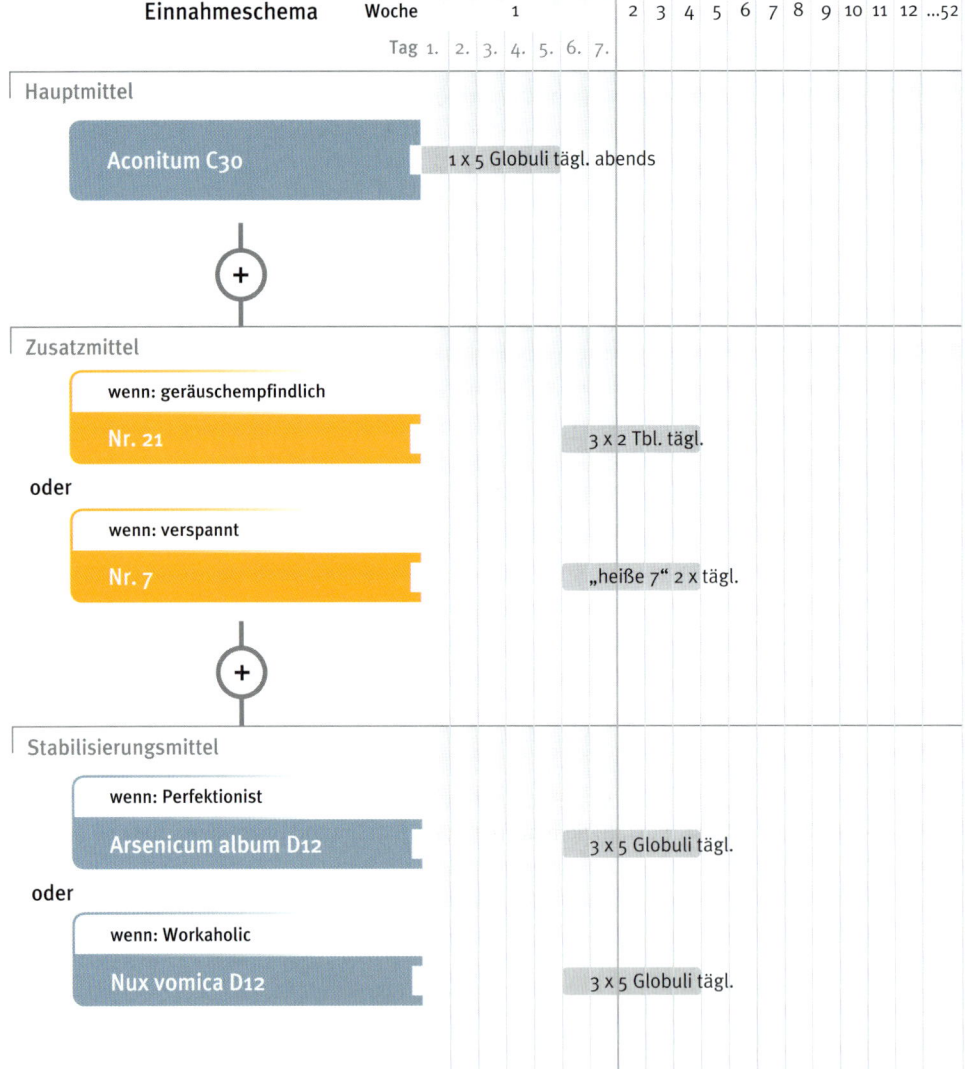

Unruhe

Aconitum C30 ist ein wichtiges Mittel, wenn ein Schreck oder Schock die Unruhe ausgelöst haben. Manchmal geschieht dies auch unbewusst beim Autofahren oder beim Sport. Es kommt dabei zu einem Überschuss an Stresshormonen, der abgebaut werden muss. Dadurch wird der Schlaf unruhig oder durch heftige Träume gestört.

Nr. 21 Zincum chloratum wird eingesetzt, wenn die Unruhe mit einer starken Erschöpfung einhergeht. Die Betroffenen sind extrem geräuschempfindlich, was oft das Einschlafen erschwert. Die Nackenmuskulatur ermüdet auffällig schnell. Wein verschlimmert das Problem. Wenn Stress oder Erschöpfung die Ursache sind, sollten diese zuerst behandelt werden.

Nr. 7 Magnesium phosphoricum ist ein wichtiges Mittel für die Aktivität aller Muskeln und des Gehirns. Es wird durch körperliche Aktivitäten aber auch durch Anspannung verbraucht. Bei einem Mangel ist es schwierig, in einen Zustand der Entspannung zu kommen. Um die Wirkung noch zu verstärken, kann man am Abend mit der Salbe Nr. 7 die Füße oder den Nackenbereich einmassieren.

Arsenicum album D12 ist eines der Hauptmittel bei innerer Unruhe. Die Betroffenen stellen hohe Ansprüche an sich selbst. Arbeiten werden sehr korrekt und bis ins kleinste Detail ausgeführt. Auffällig ist die Neigung zu frieren oder zu Durchfall, der vor allem durch kalte Nahrungsmittel ausgelöst wird. Es werden warme Speisen und Getränke bevorzugt.

Nux vomica D12 ist für Menschen geeignet, die hart und unermüdlich arbeiten können. Dabei kommen Ruhephasen zu kurz. Kaffee oder andere anregende Getränke erhalten die Leistungsfähigkeit aufrecht. Zur Entspannung werden Tabak oder Alkohol eingesetzt. Schlaflosigkeit wird zur Planung neuer Tätigkeiten genutzt und nicht als negativ empfunden. Die Unruhe wird vom Umfeld negativ wahrgenommen und kommentiert.

Unruhe kann ihre Ursache immer auch in Übersäuerung haben (siehe S. 148). Sollte diese Mittelkombination keinen Erfolg haben, setzen Sie bitte das Übersäuerungsschema ein.

PRAXISTEIL

Verspannungen

Bei chronischen Verspannungen ist die Muskulatur wenig geschmeidig, zu fest oder hart. Sie kommen häufig im Schulter-Nacken-Bereich vor, ausgelöst durch sitzende Tätigkeiten, Computerarbeit oder einseitige berufliche Belastung. Begleitend können Kopf- oder Rückenschmerzen bestehen.

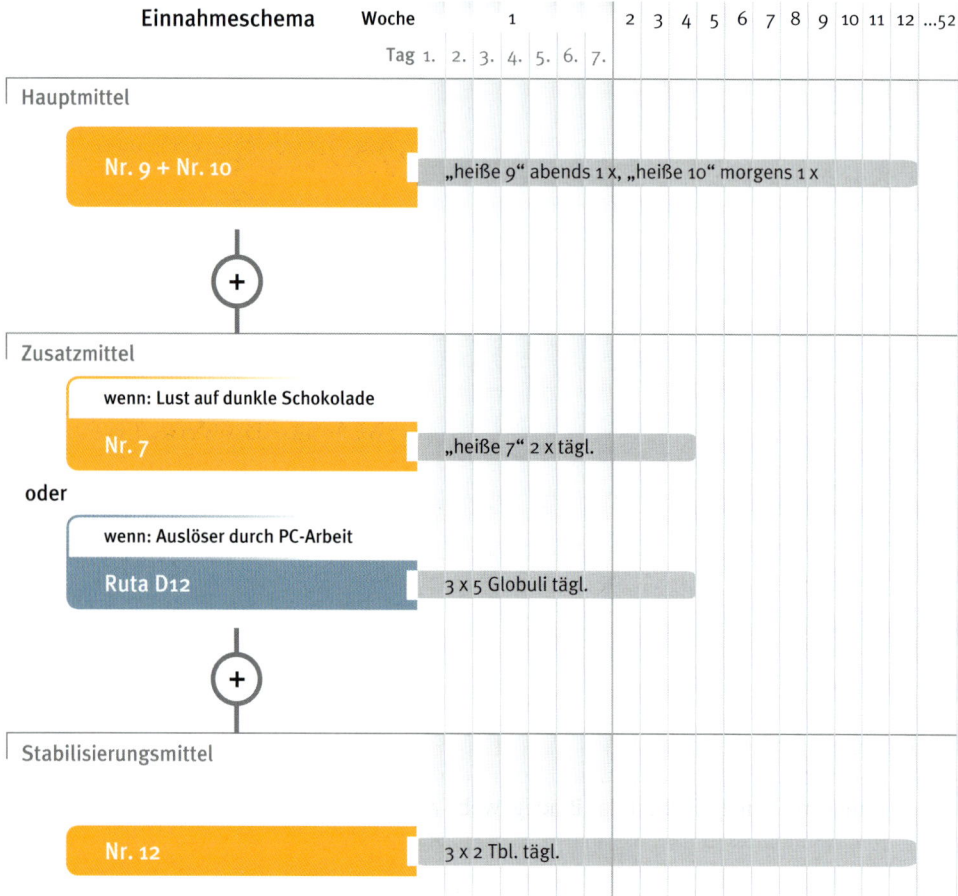

Verspannungen

Nr. 9 Natrium phosphoricum ist das wichtigste Mittel gegen eine Übersäuerung, die schwere Muskelverspannungen auslösen kann. Das Symptom besteht meist seit sehr langer Zeit und wird von Heißhunger auf Süßigkeiten, Übergewicht, Hautunreinheiten, Akne oder seelischer Gereiztheit begleitet.

Nr. 10 Natrium sulfuricum bringt die gebundenen Säuren zu den Ausscheidungsorganen. Da bei sitzender oder einseitiger Tätigkeit der Darm oft etwas träge ist, ist eine Anregung doppelt sinnvoll. Es kann zu Beginn sogar eine leichte Neigung zu Durchfall auftreten.

Nr. 7 Magnesium phosphoricum ist das Schmerzmittel der Schüßler-Therapie, daher wird es bei allen schmerzhaften Beschwerden und Verspannungen eingesetzt. Heißhunger auf dunkle Schokolade oder Einschlafstörungen sind ein sicherer Hinweis auf einen Mangel. Die Salbe Nr. 7 kann die entspannende Wirkung noch verstärken, wenn sie abends in die schmerzhaften Bereiche oder in die Füße einmassiert wird.

Ruta D12 kommt bei allen chronischen Verspannungen zum Einsatz, wenn sie durch PC-Arbeit oder eine Überlastung der Augenmuskulatur ausgelöst werden. Obwohl Wärme und Bewegung alle Beschwerden lindern, helfen Massagen oft nur kurzzeitig. Das Bedürfnis nach Bewegung ist groß, wird jedoch durch die starken Schmerzen massiv eingeschränkt.

Nr. 12 Calcium sulfuricum bringt alte Schlacken und Säuren, die sich im Muskelgewebe festgesetzt haben, wieder in den Blutkreislauf und zu den Ausscheidungsorganen. Es lockert das Bindegewebe auf und macht es wieder durchgängig. Dabei werden Säuren freigesetzt, weshalb die Kombination mit den oben genannten Mitteln auf jeden Fall empfohlen wird. Das Mittel kann versteckten Eiter ans Tageslicht bringen, deshalb ist in den ersten Tagen ein sorgfältiges Beobachten von körperlichen Reaktionen notwendig. Bei chronischen rheumatischen Beschwerden sollte es nur unter Betreuung eines erfahrenen Behandlers eingesetzt werden.

Verstopfung

Durch eine erschwerte oder seltene Stuhlentleerung werden Abbauprodukte unregelmäßig oder nur unzureichend ausgeschieden. Langfristig entstehen dadurch chronische Beschwerden, wobei es sich häufig um Hautprobleme oder allergische Symptome handelt.

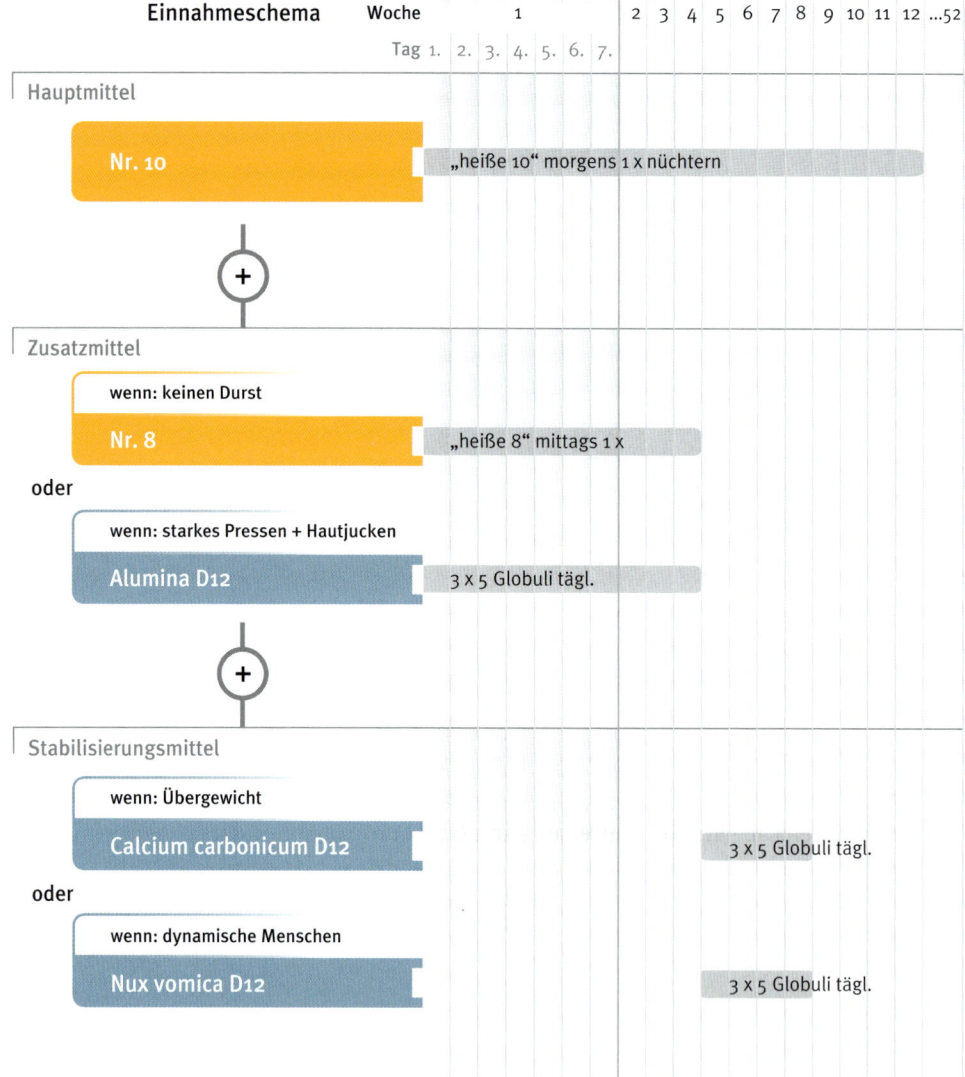

Nr. 10 Natrium sulfuricum hat einen starken Bezug zum Darm. Durch den Sulfuranteil wird die Darmaktivität angeregt, was die Entgiftung des Organismus fördert. Der Effekt wird besonders bei Allergien oder Hautproblemen deutlich, aber auch bei starken Blähungen und einem Wechsel von Durchfall und Verstopfung.

Nr. 8 Natrium chloratum ist eines der wichtigsten Mittel für den Dickdarm, da dieser für die Rückresorption des Wassers zuständig ist. Wird zu viel Wasser in den Körper zurückgeführt, entsteht Verstopfung, der Stuhl wird trocken oder sogar bröckelig. Abfallstoffe werden nicht richtig ausgeschieden, verbleiben im Darm und kehren in den Blutkreislauf zurück. Aber auch eine zu geringe Trinkmenge trägt zur Verstopfung bei, da die Betroffenen keinen Durst haben.

Alumina D12 kommt immer dann in Frage, wenn die Darmentleerung nur durch starkes Pressen möglich ist. Abends oder an jedem zweiten Tag scheint sie leichter zu gelingen als morgens. Besonders Kartoffeln lösen Verstopfung aus. Ein unerträgliches Hautjucken durch Bettwärme fällt darüber hinaus auf.

Calcium carbonicum D12 ist passend, wenn Verstopfung mit Übergewicht bei gleichzeitigem Bewegungsmangel auftritt. Ein Wechsel von Verstopfung mit stark riechenden Durchfällen kann bestehen. Der Schweiß riecht u. U. säuerlich. Möglicherweise gab es schon einmal Beschwerden durch Gallensteine.

Nux vomica D12 ist ein Mittel für sehr agile Menschen, die sich wenig Zeit für die Stuhlentleerung nehmen. Der Zustand der Verstopfung ist eher auf einen Zeitmangel zurückzuführen, weil man immer in Eile ist. Häufig erleichtern Kaffee oder Tabak die morgendliche Verdauung. Der Magen ist eher empfindlich, wobei vorwiegend abends üppig gegessen wird. Auch bei Verstopfung durch Medikamente ist der Einsatz des Mittels eine gute Wahl.

Impressum

**Bibliografische Information
der Deutschen Nationalbibliothek**
Die Deutsche Nationalbibliothek verzeichnet diese Publikation in der Deutschen Nationalbibliografie; detaillierte bibliografische Daten sind im Internet über http://dnb.d-nb.de abrufbar.

Programmplanung: Sibylle Duelli
Redaktion: Blanche Radom
Bildredaktion: Christoph Frick
Umschlaggestaltung und Layout: CYCLUS Visuelle Kommunikation, Stuttgart

Bildnachweis:
Umschlagfoto vorn, hinten: Getty Images
Fotos im Innenteil: Chris Meier
Zeichnungen: Christine Lackner

1. Auflage

© 2012 TRIAS Verlag in MVS Medizinverlage Stuttgart GmbH & Co. KG
Oswald-Hesse-Straße 50, 70469 Stuttgart

Printed in Germany
Satz und Repro: Fotosatz Buck, Kumhausen
gesetzt in: Adobe Indesign CS5
Druck: AZ Druck und Datentechnik GmbH, Kempten

Gedruckt auf chlorfrei gebleichtem Papier

ISBN 978-3-8304-3888-5   1 2 3 4 5 6

Auch erhältlich als E-Book:
eISBN (PDF)   978-3-8304-6093-0
eISBN (ePub) 978-3-8304-6403-7

Wichtiger Hinweis: Wie jede Wissenschaft ist die Medizin ständigen Entwicklungen unterworfen. Forschung und klinische Erfahrung erweitern unsere Erkenntnisse, insbesondere was Behandlung und medikamentöse Therapie anbelangt. Soweit in diesem Werk eine Dosierung oder eine Applikation erwähnt wird, darf der Leser zwar darauf vertrauen, dass Autoren, Herausgeber und Verlag große Sorgfalt darauf verwandt haben, dass diese Angabe dem Wissensstand bei Fertigstellung des Werkes entspricht, jedoch kann vom Verlag keine Gewähr übernommen werden.

Jeder Benutzer ist angehalten, durch sorgfältige Prüfung der Beipackzettel der verwendeten Präparate und gegebenenfalls nach Konsultation eines Spezialisten festzustellen, ob die dort gegebene Empfehlung für Dosierungen oder die Beachtung von Kontraindikationen gegenüber der Angabe in diesem Buch abweicht. Eine solche Prüfung ist besonders wichtig bei selten verwendeten Präparaten oder solchen, die neu auf den Markt gebracht worden sind. Jede Dosierung oder Applikation erfolgt auf eigene Gefahr des Benutzers. Autoren und Verlag appellieren an jeden Benutzer, ihm etwa auffallende Ungenauigkeiten dem Verlag mitzuteilen.

Die Ratschläge und Empfehlungen dieses Buches wurden vom Autor und Verlag nach bestem Wissen und Gewissen erarbeitet und sorgfältig geprüft. Dennoch kann eine Garantie nicht übernommen werden. Eine Haftung des Autors, des Verlags oder seiner Beauftragten für Personen-, Sach- oder Vermögensschäden ist ausgeschlossen.

Geschützte Warennamen (Warenzeichen) werden nicht besonders kenntlich gemacht. Aus dem Fehlen eines solchen Hinweises kann also nicht geschlossen werden, dass es sich um einen freien Warennamen handelt.

Das Werk, einschließlich aller seiner Teile, ist urheberrechtlich geschützt. Jede Verwertung außerhalb der engen Grenzen des Urheberrechtsgesetzes ist ohne Zustimmung des Verlags unzulässig und strafbar. Das gilt insbesondere für Vervielfältigungen, Übersetzungen, Mikroverfilmungen und die Einspeicherung und Verarbeitung in elektronischen Systemen.

SERVICE

Liebe Leserin, lieber Leser,

hat Ihnen dieses Buch weitergeholfen? Für Anregungen, Kritik, aber auch für Lob sind wir offen. So können wir in Zukunft noch besser auf Ihre Wünsche eingehen. Schreiben Sie uns, denn Ihre Meinung zählt!

Ihr TRIAS Verlag
E-Mail Leserservice: heike.schmid@medizinverlage.de
Lektorat TRIAS Verlag, Postfach 30 05 04, 70445 Stuttgart, Fax: 0711-8931-748

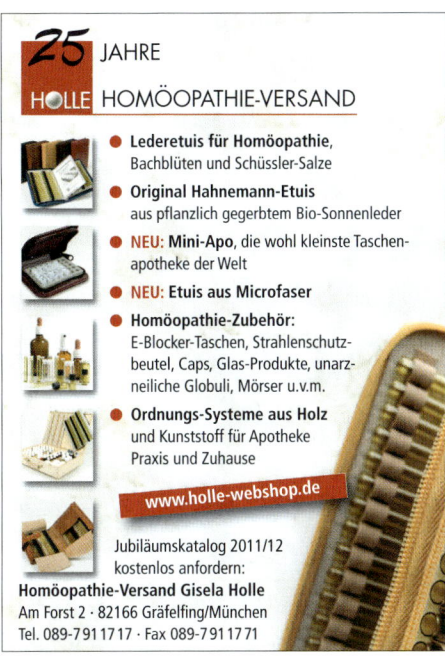

Schüßler-Salze für Ihre Schönheit

Die Powerminerale sorgen für straffe Haut, eine schlanke Figur und helfen bei kleinen Schönheitsproblemen.

- Die besten Schüßler-Kuren für strahlende Schönheit
- Das sanfte Beauty-Paket von Kopf bis Fuß
- Bäder, Cremes und Peelings ganz einfach selbst herstellen

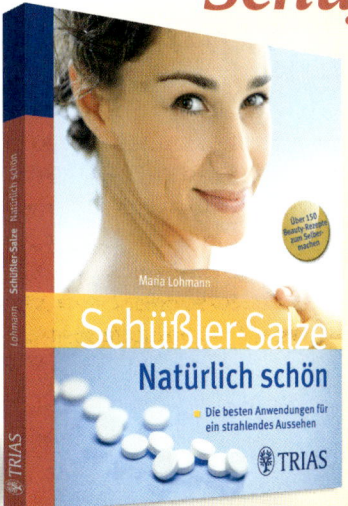

Maria Lohmann
Schüßler-Salze: Natürlich schön
144 Seiten, 15 Abbildungen
€ 12,99 [D] / € 13,40 [A] / CHF 18,20
ISBN 978-3-8304-3979-0

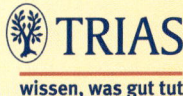
wissen, was gut tut

In Ihrer Buchhandlung
Titel auch als eBook

Weitere Bücher zum Thema:
www.trias-verlag.de

Schüßler-Salze 1–12, wichtige Ergänzungssalze und Einsatzbereiche

Nr. 1
Calcium fluoratum
- „Verhärtung + Gewebeschwäche", d. h. es festigt alles, aber weicht Verhärtungen auf
- baut elastische Gewebe auf
- Knochenmittel
- Bindegewebsmittel

Nr. 2
Calcium phosphoricum
- „bildet Fleisch + Blut"
- Baustein für Knochen, Zähne und Eiweißstrukturen, wie z. B. Muskeln und Blut
- Stärkungsmittel für schlanke und zierliche Menschen

Nr. 3
Ferrum phosphoricum
- „Schwäche + Anfangsstadium"
- bindet Sauerstoff im Blut
- Eisenmangel
- Erschöpfung
- Entzündungen im Anfangsstadium

Nr. 4
Kalium chloratum
- „Schleimhaut + Katarrh"
- helle Absonderungen
- weißer Zungenbelag
- Erkältungen

Nr. 5
Kalium phosphoricum
- „Herz + Verstand"
- Mittel für alle Aktivitäten des Gehirns und Herzmuskels
- Überaktivität, Unruhe
- geistige Erschöpfung

Nr. 6
Kalium sulfuricum
- „Leber + Reinigung"
- Reinigungsmittel für die Zelle und die Leber
- bei Belastung durch Medikamente, Alkohol, Stress oder Anspannung

Nr. 7
Magnesium phosphoricum
- „Anspannung + Stress"
- Hauptmittel für Muskel- und Nervengewebe
- wichtig für Entspannung
- Schmerzmittel der Schüßler-Therapie

Nr. 8
Natrium chloratum
- „trocken + nass"
- extreme Trockenheit
- zu viel an Flüssigkeit (Ödeme)

Nr. 9
Natrium phosphoricum
- „sauer + entzündet"
- bindet überschüssige Säuren
- neutralisiert sauren pH-Wert im Körper

Nr. 10
Natrium sulfuricum
- „sauer + nass"
- Ausscheidung überflüssiger Stoffwechselprodukte
- Ausleitung gebundener Säuren

Nr. 11
Silicea
- „trocken + empfindlich"
- Zellbaustoff der Haut, Haare, Nägel und der Knorpelschicht in Gelenken

Nr. 12
Calcium sulfuricum
- „Eiter + Reinigung"
- Reinigungsmittel, das noch tiefer wirkt als Nr. 6 Kalium sulfuricum
- Vereiterungen

Nr. 17
Manganum sulfuricum
- „fit + abwehrstark"
- wichtiges Spurenelement und Allergiemittel
- Ähnlichkeit mit Nr. 3 Ferrum phosphoricum
- Baustein vieler Enzyme

Nr. 21
Zincum chloratum
- „ruhig + dynamisch"
- wichtiges Spurenelement für geistige Leistungsfähigkeit
- Energielieferant bei Mutlosigkeit und seelischer Erschöpfung

Nr. 22
Calcium carbonicum
- „träge + schwitzig"
- Stärkungsmittel bei Allergien
- Erkältungsneigung
- Erschöpfung
- Hauterkrankungen
- Neigung zu Übergewicht durch Trägheit

Nr. 23
Natrium bicarbonicum
- „übersäuert + müde"
- bindet Säuren und stärkt die Bauchspeicheldrüse in ihrer Funktion
- Sehstörungen

Schüßler-Salben 1–12 und Einsatzbereiche

Nr. 1
Calcium fluoratum
- Narbenwülste
- Hornhaut, Schrunden, lederne Haut
- Nagelverwachsungen
- Schwangerschaftsstreifen
- tiefe Falten und Furchen
- schwaches Bindegewebe
- Krampfadern, Venenschwäche

Nr. 2
Calcium phosphoricum
- bei Knochenbrüchen, Osteoporose
- schlecht heilende Wunden
- Wachstumsschmerzen bei Kindern

Nr. 3
Ferrum phosphoricum
- alle akut-entzündlichen Symptome
- blauer Fleck
- Verstauchung
- Kapselriss
- Muskelverletzung

Nr. 4
Kalium chloratum
- Couperose, Besenreißer
- dunkel-livide verfärbte Vernarbungen von früherer Akne (plus Nr. 1)
- violett verfärbte Hände oder Füße

Nr. 6
Kalium sulfuricum
- Wunden mit gelber Verfärbung
- gelb-schmierige Wundbeläge (nur auf den Wundrand aufbringen)
- Nebenhöhlenentzündung

Nr. 7
Magnesium phosphoricum
- (Nacken-)Verspannungen
- Nackenmassage, Fußmassage
- kalte Füße durch Anspannung
- Einschlafstörungen
- Schmerzen, Krämpfe

Nr. 8
Natrium chloratum
- großporige Haut
- Ödeme, Schwellungen
- nässende Hautreaktionen
- Unterschenkelgeschwüre (plus Nr. 4)
- trockene Nase oder Mundwinkel
- Gelenkserguss
- teigige Schwellung von Gelenken
- Nagelpilz

Nr. 9
Natrium phosphoricum
- Akne, unreine Haut (als Nachtcreme oder lokal)

Nr. 10
Natrium sulfurcium
- aufgeweichtes Hautgewebe, das nicht abtrocknen kann (Hautfalten)
- Hautpilz. Vorsicht: wenn das Gewebe offen ist, kann die Salbe nicht mehr direkt aufgetragen werden

Nr. 11
Silicea
- Salbe bei Eiterpickeln, Abszessen, Panaritium, Fisteln
- zur Fremdkörperentfernung, z. B. Stachel, Spreißel
- Lotion: für trockene Haut, Pergamenthaut, Knitterfältchen, Schuppenflechte, Psoriasis

Nr. 12
Calcium sulfuricum
- chronische Gelenkserkrankungen (Salbenumschläge)
- Altersflecken

Buchtipps

- Maria Lohmann/Hans-Dieter Hirt: **Schüßler-Salze für alle Fälle**, Knaur Verlag 2005
- Amy Lansky: **Unheilbar?**, Narayana Verlag 2010
- Dana Ullmann: **Die homöopathische Revolution**, Narayana Verlag 2011
- Sabine Wacker: **Basenfasten kurz & bündig**, TRIAS Verlag 2010
- Maria Lohmann: **Der Basendoktor**, TRIAS Verlag 2010
- Philip M. Bailey: **Psychologische Homöopathie**, TRIAS Verlag 2011
- Bernd Rieger: **Psychosomatische Homöopathie**, TRIAS Verlag 2008
- Rüdiger Dahlke/Vera Kaesemann: **Krankheit als Sprache der Kinderseele**, Bertelsmann Verlag 2009

Homöopathische Mittel und Einsatzbereiche

Acidum phosphoricum
- extreme Erschöpfung durch Verlust von Körperflüssigkeit

Acidum sulfuricum
- schwaches Verdauungssystem
- alles muss in Eile getan werden, ungeduldig

Aconitum napellus
- heftige, akute Symptome durch trockenen kalten Wind oder Zugluft
- Schreck, Schock

Aesculus hippocastanum
- venöse Stauung
- tiefer Rückenschmerz

Alumina
- Verstopfung
- mangelnde Dynamik, Schwere

Ambra grisea
- nervöse Überempfindlichkeit
- gereizt, schlaflos

Apis mellifica
- Ödeme der Haut und Schleimhäute

Argentum nitricum
- Ängste aller Art mit einem Verlangen nach Süßigkeiten, die nicht vertragen werden
- Angst, zu spät zu kommen

Arsenicum album
- Schwäche, Erschöpfung
- Schlaflosigkeit
- Angst vor Krankheit

Arum triphyllum
- Entzündungen der Schleimhäute
- allergische Reaktion

Belladonna
- alle Symptome akut, heftig und mit Klopfen und Pochen
- heiße, rote Haut
- Frauenmittel

Bryonia
- Unerträglichkeit von Bewegung
- Druck und Ruhe lindert alle Beschwerden
- reizbar

Calcium carbonicum
- Erkältungsneigung
- Erschöpfung
- Allergieneigung
- Asthma bei Übergewicht

Cantharis vesicatoria
- akute Blasenentzündung
- Brandblasen

Capsicum annuum
- Übergewicht mit Abneigung gegen körperliche Anstrengung

Carbo vegetabilis
- Sauerstoffmangel im gesamten Organismus
- träge, ausgelaugt

Cardiospermum halicacabum
- Kortison-ähnliche Wirkung
- Heuschnupfen, Allergie

Causticum Hahnemanni
- Blasenschwäche
- rheumatische Erkrankungen
- trockener Reizhusten

Chamomilla
- Jähzorn, Übellaunigkeit
- Koliken
- extreme Schmerzempfindlichkeit

Chelidonium majus
- Lebermittel
- große Lethargie und Abneigung gegen Anstrengung

China officinalis
- extreme chronische Erkrankungen durch Verlust von Körperflüssigkeiten

Chininum sulfuricum
- Schwäche, chronische Nierenerkrankung

Cocculus indicus
- Folgen von Nacht- oder Schichtdienst
- Reiseübelkeit
- Jetlag

Colocynthis
- Koliken nach Ärgernis, sitzende Lebensweise
- nass-kaltes Wetter

Dulcamara
- Erkältung durch Nässeeinwirkung
- Durchfall
- Blasenentzündung vom Sitzen auf kaltem Boden